長年、食事指導をしてきて、
太っている人は共通して、
ある食べ方をしていることに、
気がつきました。

それは、

・血糖値が急激に上がる

・満腹感を得にくい

という2つの食べ方です。

血糖値が急激に上がりやすい食べ物ばかり食べたり、食べる順番が悪かったりすると、食後すぐに血糖値が急激に上がり、大量に出たインスリンが、糖を中性脂肪に変えてしまいます。

また、満腹感を得にくいと、過剰に食べてしまい、糖質、脂質の摂取量が増え、当然、太ります。

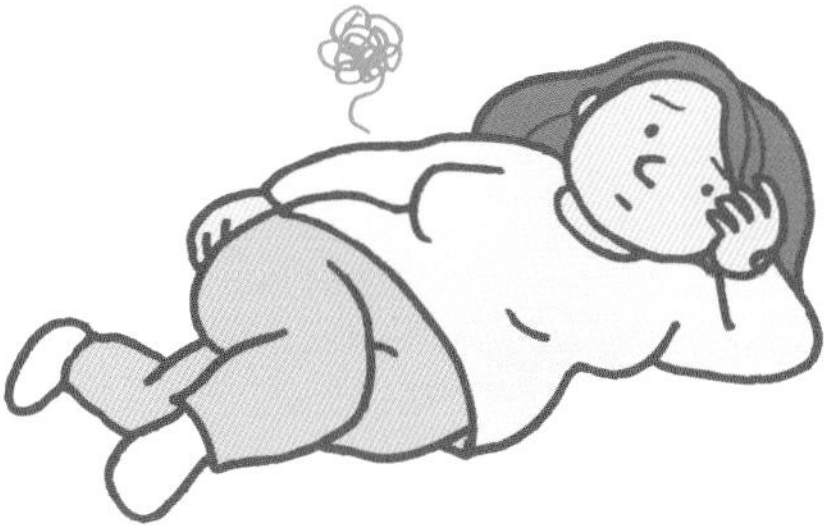

裏を返せば、食後すぐに血糖値が急激に上がらず、
少量で満腹感を得られれば、やせます。

無理をしてでも食事を減らせば、
この「食べ方問題」は解消されて、
やせていくのですが、
それには、大きな問題があります。

無理をしても、つらくて続かない！
そして、リバウンド！　ふりだしに戻る。

これまで続けた苦労が
水の泡になってしまいます。
それでは意味がありません。

血糖値が急激に上がらず、
食べる量も自然と減っていって、
らくらく続けられる！

この3つが、ダイエットには大切なのです。
そして、この3つをすべて満たすのが、

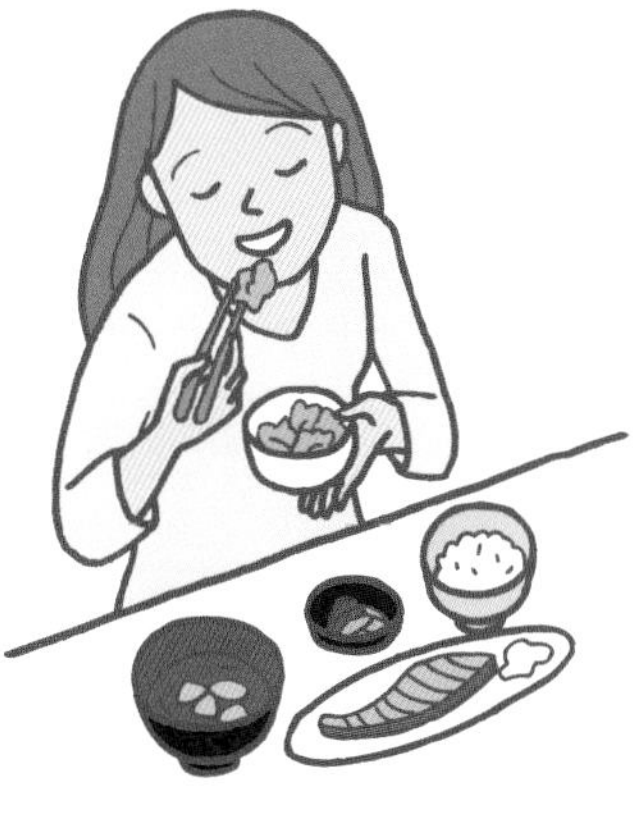

本書でおすすめしている野菜ジュースダイエットです！

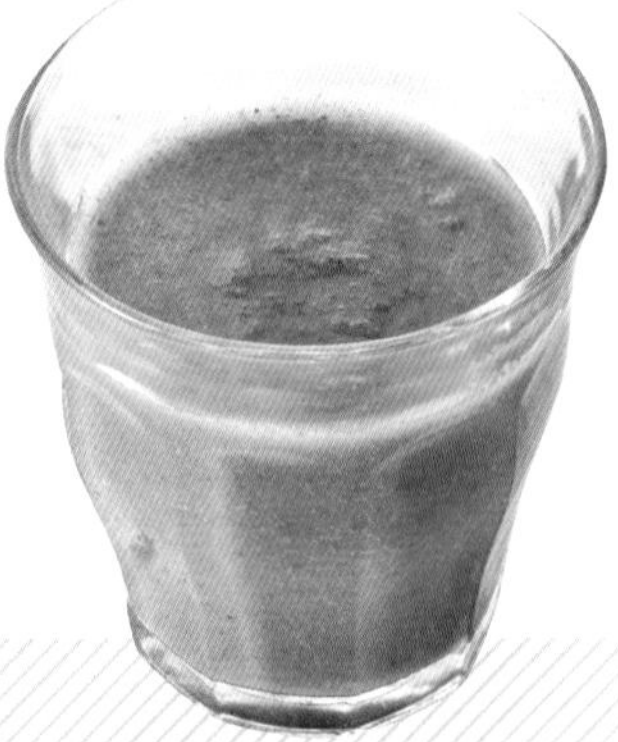

ポイントになるのが、
おからパウダーに重曹（食用）を加えた
本書考案のベジファーストパウダー！
このパウダーを野菜ジュースに入れて、
食事の前に飲めば、

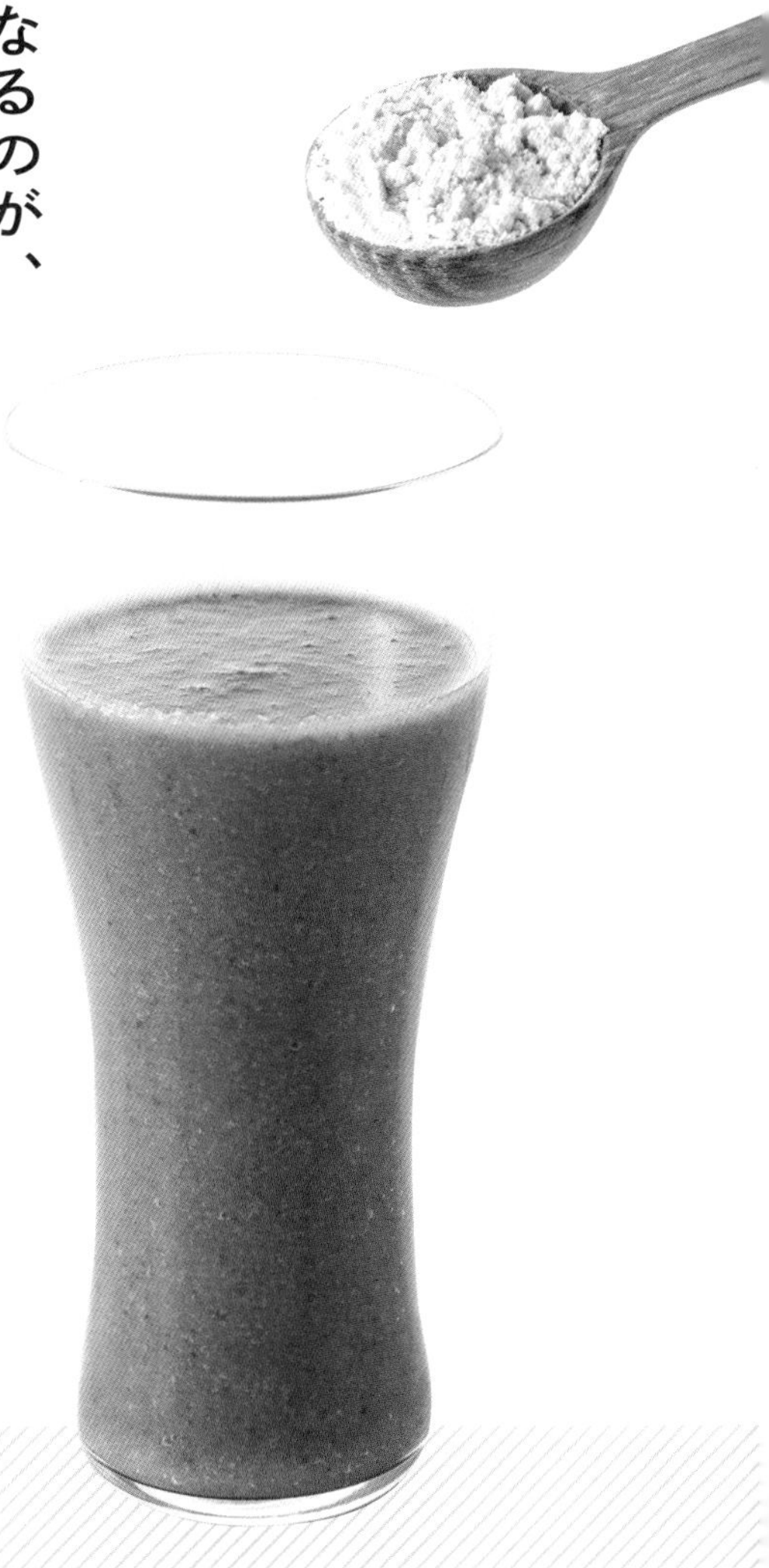

高いベジファースト効果で、食後すぐに
血糖値が急激に上がりにくくなります。
さらに満腹感を覚えるので、
自然と食べる量も抑えられます。

市販の野菜ジュースでもＯＫなので、
ベジファーストパウダーを持ち運べば、
お仕事中のランチの前、外食の前でも、
どこでも手軽に実践できます！

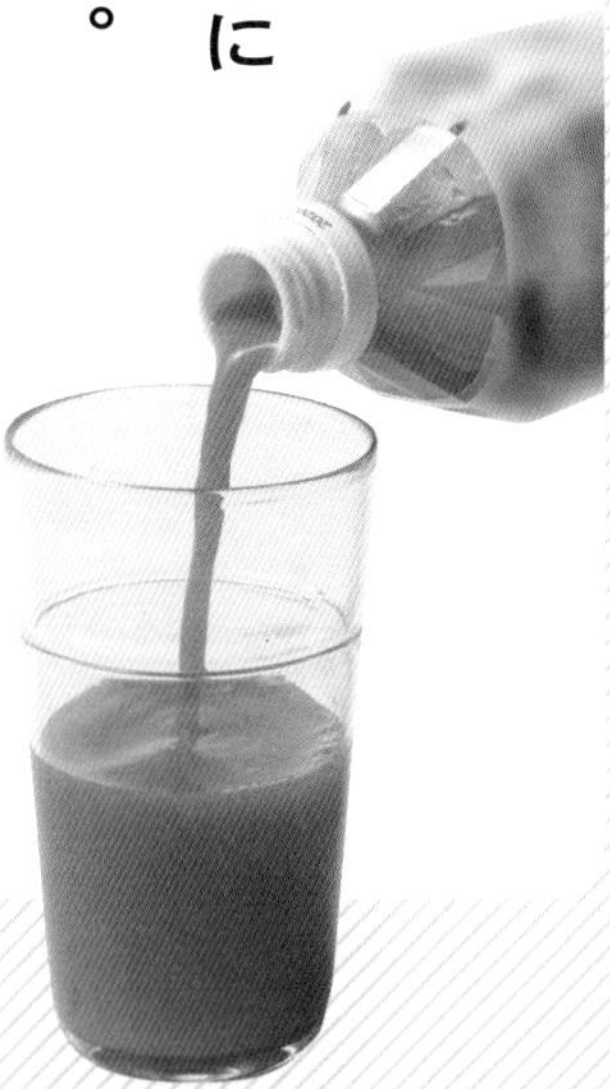

さらに、ただやせるだけではありません。
3食、食べても大丈夫ですし、
日本人に足りていない野菜を、
お手軽に補充できます。
ですから、ただ体重を落とすだけの
体に負担のかかる病的ダイエットではなく、

「体が喜ぶ健康ダイエット」

なのです。

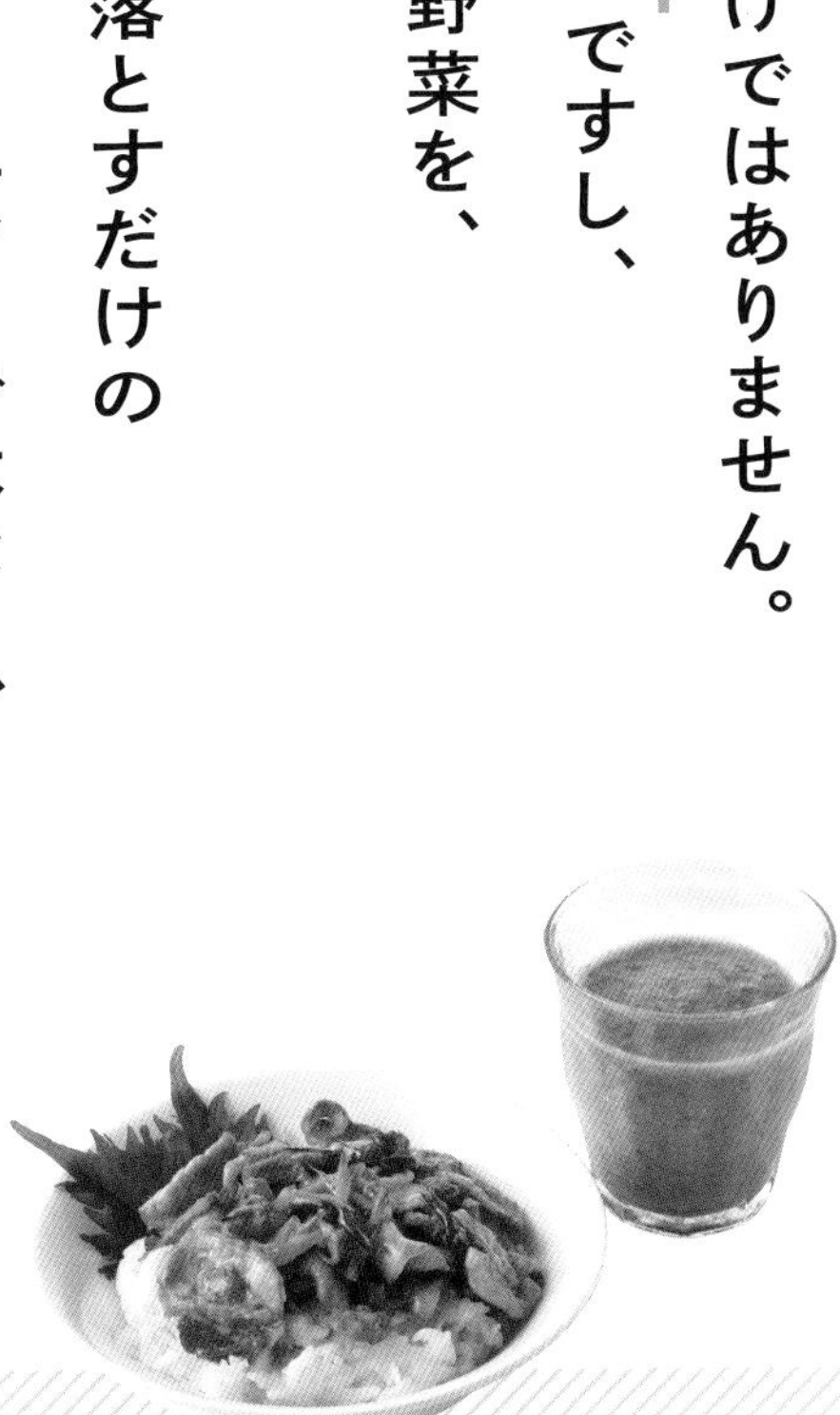

「野菜ジュースって甘いし太るのでは？」

とお思いの方、心配ありません。
甘味のもとである果物の糖質は、
急激に血糖値を上げません。
特に、ベジファースト効果と
満腹効果をパワーアップさせる
ベジファーストパウダー入りの野菜ジュースなら

かなりのダイエット効果が期待できます。

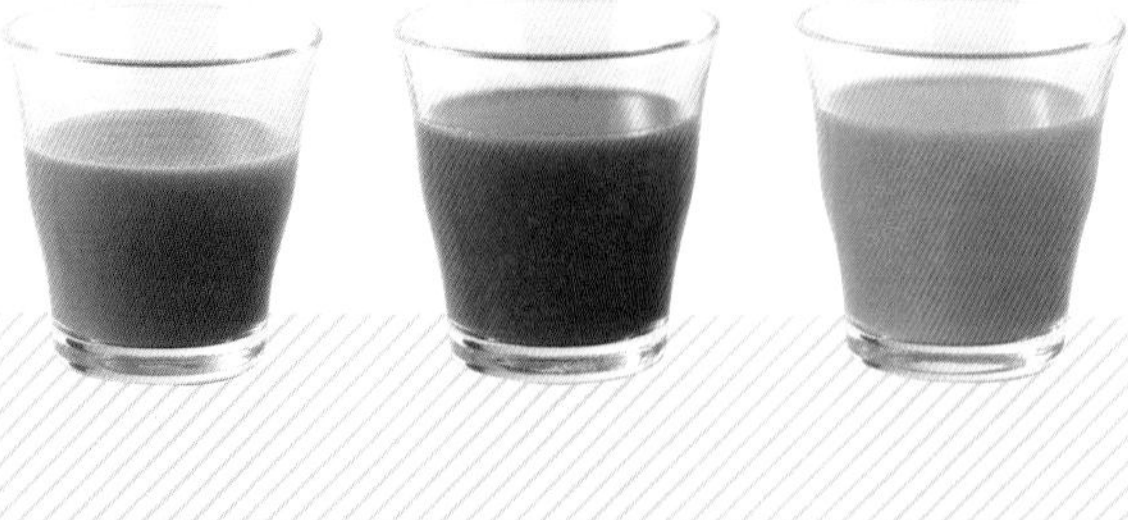

実際、3週間、試した方は、

平均3kg減っています。

たった3週間で！　しかも3食、食べて！

無理がなく、継続しやすい

挫《ざ》折《せつ》しらずのダイエット法です。

ぜひみなさんも一度、試してみてください。

管理栄養士　望月理恵子

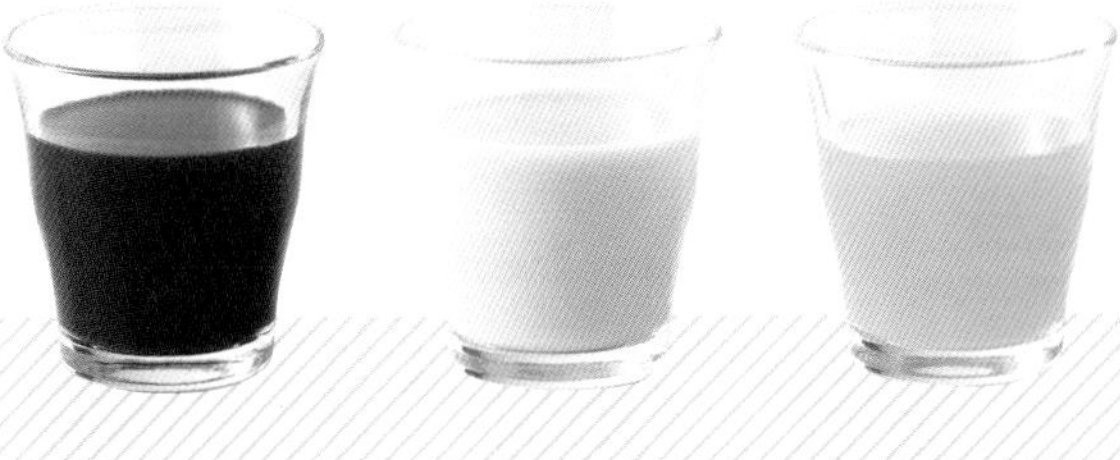

体験談

野菜ジュースダイエット 私たちも自信をもって おすすめします！

3週間、野菜ジュースダイエットにチャレンジした方から、「やせた」「きれいになった」など、うれしい声が届きました。その驚きの効果を大公開します

肌荒れせずにキレイなまま やせられたのは、はじめてです

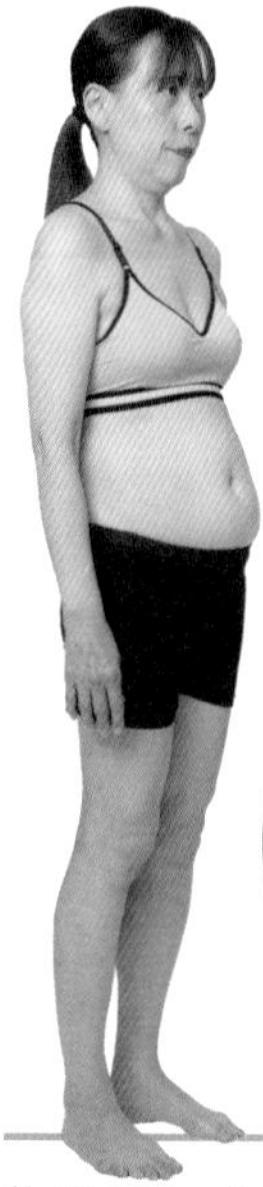

Before
米持美江子さん
（55歳）
54.0kg

体重	54.0kg
お腹周り	88.2cm

お腹周りは驚きの
-14cm

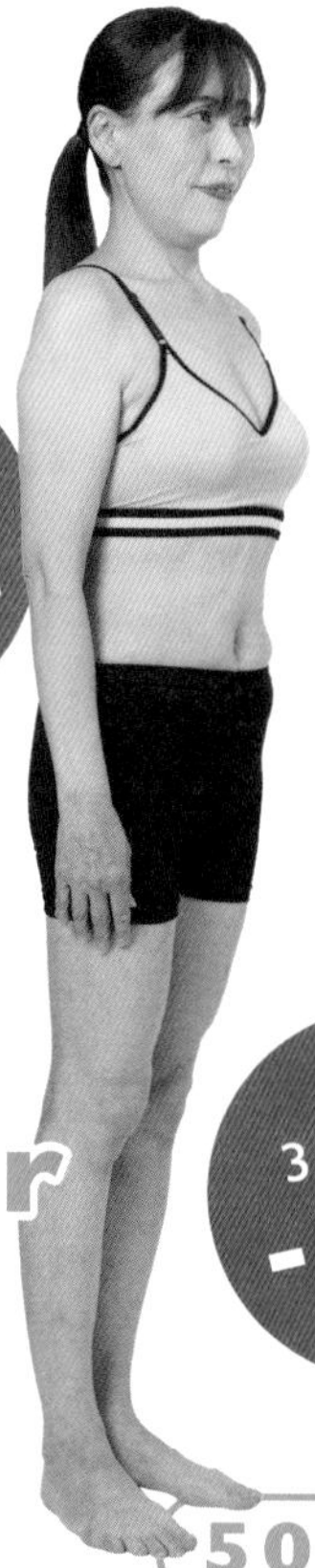

3週間で
-3.9kg

50.1kg

After

After

体重	50.1kg
お腹周り	74.2cm

豆《とう》腐《ふ》嫌いなので、おからパウダーがどうかなと思ったのですが、まったく問題なし。体重も減ったし、便秘も解消できたし、いいことずくめでした。

また、いつもなら急激に体重が落ちると、肌があれたり、顔や体にシワができたりするのですが、今回は、一切出ませんでした。「美やせ」するならこれですね。

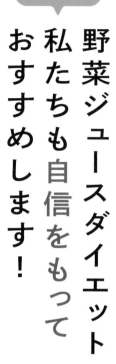

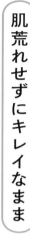

（米持さんのダイエット記録）

1日目

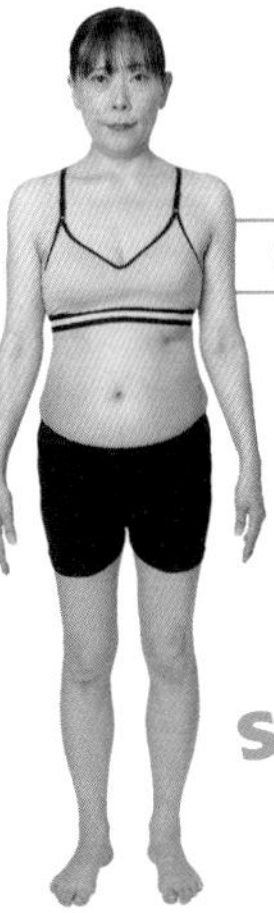

Start

3日目

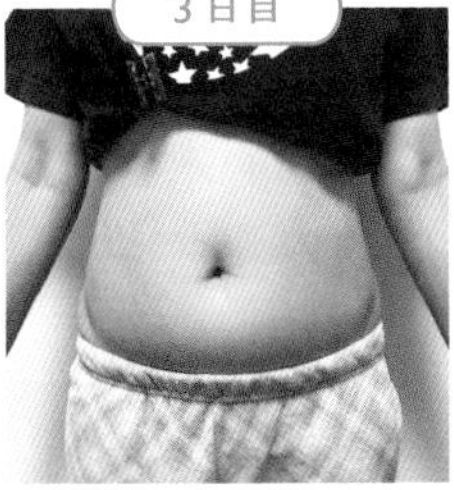

体重　53.5kg
お腹周り　87.0cm

6日目

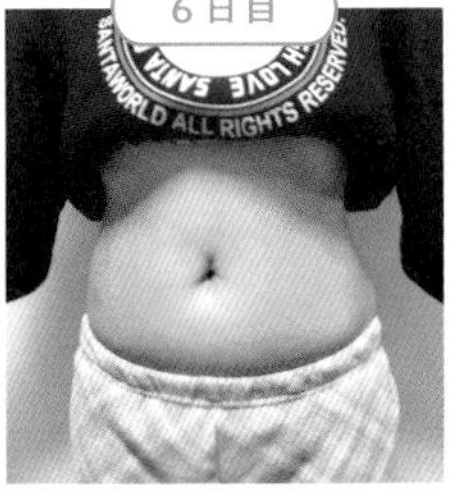

体重　53.4kg
お腹周り　84.5cm

9日目

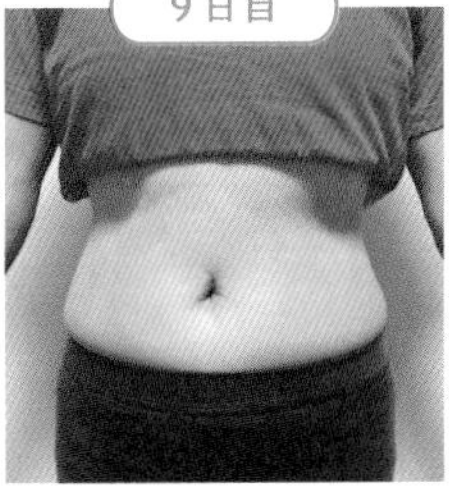

体重　52.4kg
お腹周り　84.3cm

12日目

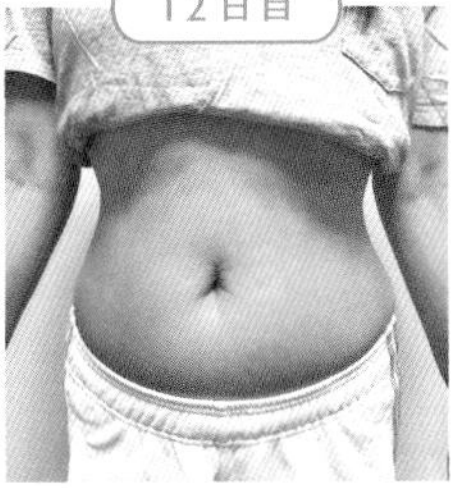

体重　52.0kg
お腹周り　82.2cm

14日目

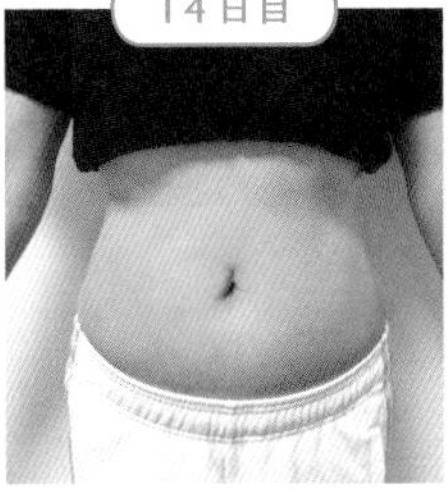

体重　51.2kg
お腹周り　79.5cm

2週間で
-2.8kg

17日目

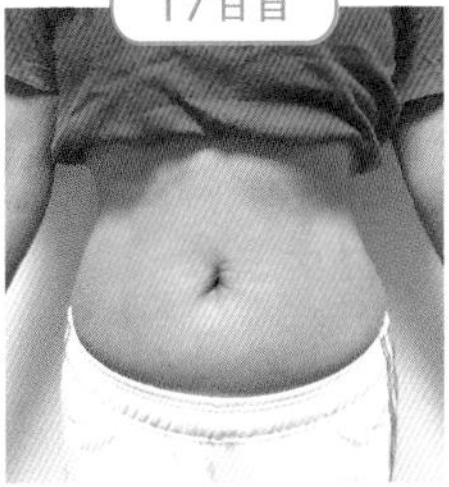

体重　50.6kg
お腹周り　77.4cm

19日目

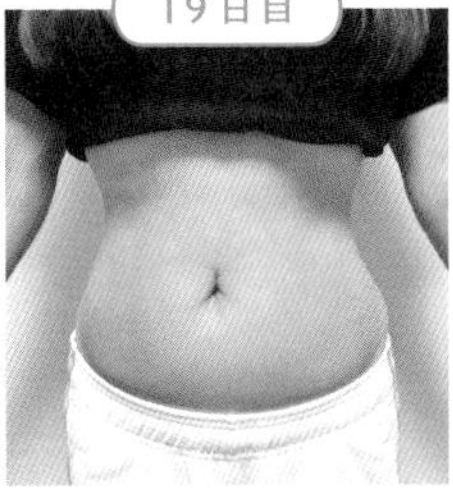

体重　50.3kg
お腹周り　75.2cm

21日目

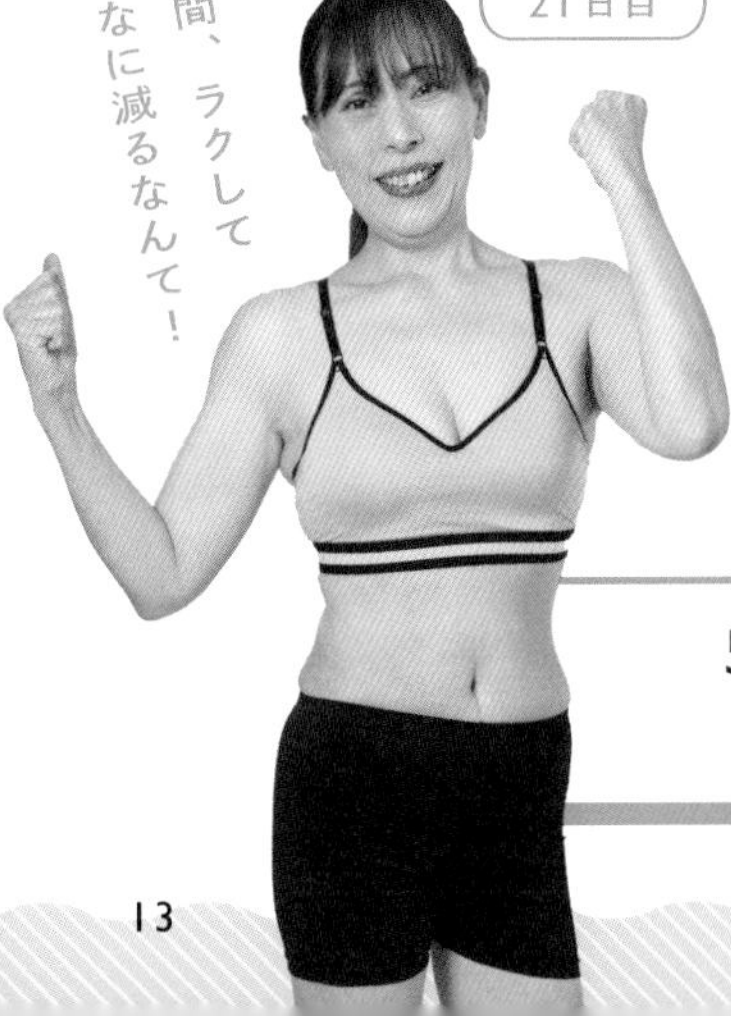

3週間、ラクしてこんなに減るなんて！

50代に入って体重が落ちにくく
なっていたのに。驚きです！

やせていびきも解消!
妻も喜んでいます

Before

富田那仁さん
（33歳）

88.4kg

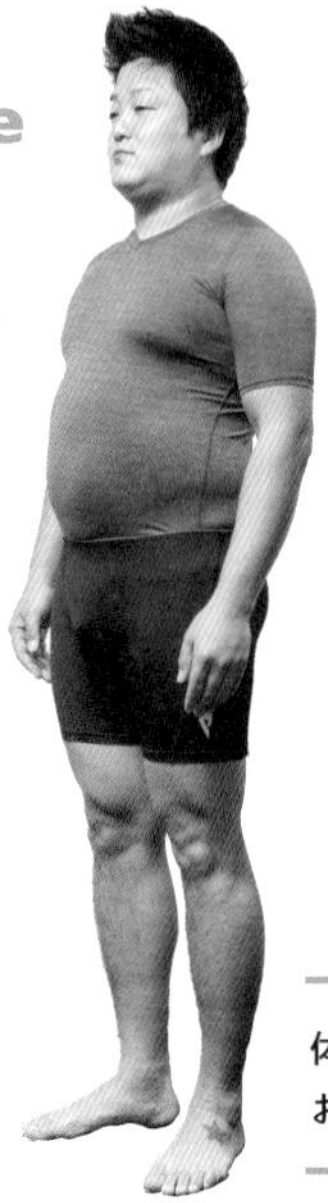

体重	88.4kg
お腹周り	106.0cm

お昼は定食をがっつり食べていたのに5kg以上減るなんて。本当に体が軽くなったと実感しています。今まではちょっと歩いただけで汗だくで「走ってきたの?」とからかわれていましたが、それもなくなりました。

また、やせたからか、いびきを最近かいてないようですし、眠りも深くなった気がします。一緒に寝ている妻も、よく眠れるようになったようで、喜んでいます。

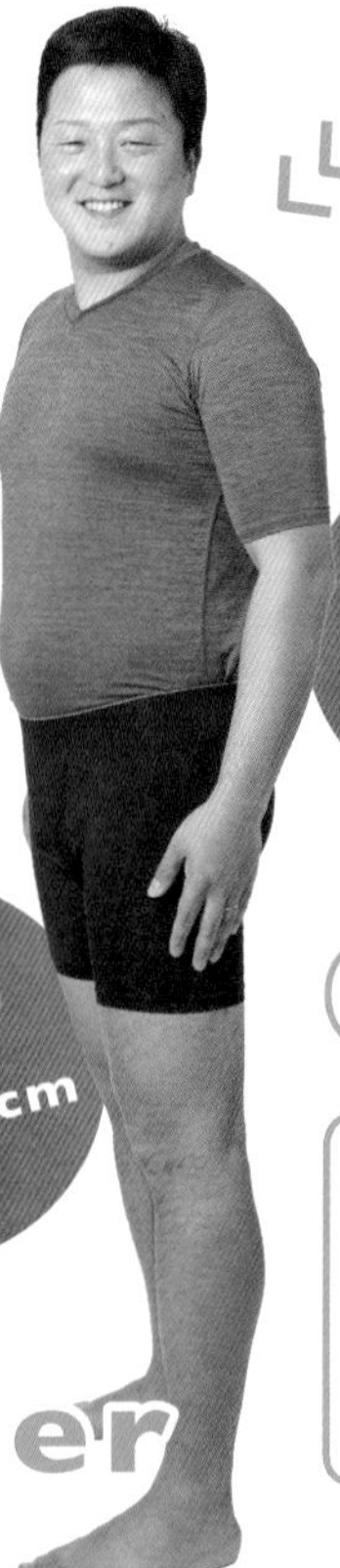

3食とっても
-5.2kg

お腹周り
-9.5cm

After

83.2kg

After

体重	83.2kg
お腹周り	96.5cm

ぽっこりおなかが
一気に
ぺったんこ!

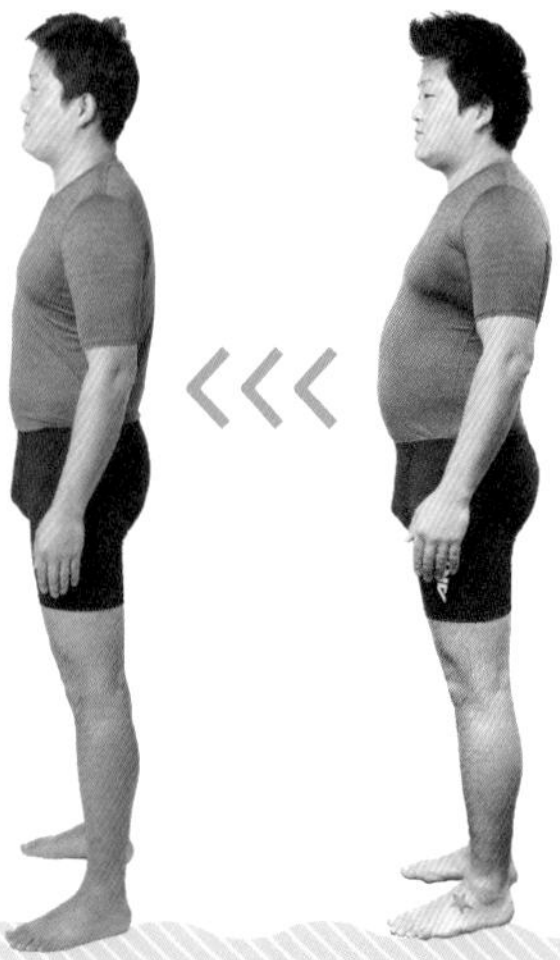

（富田さんのダイエット記録）

1日目

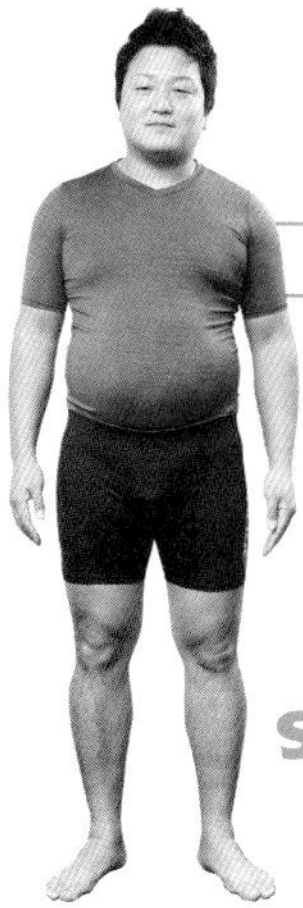

Start

3日目

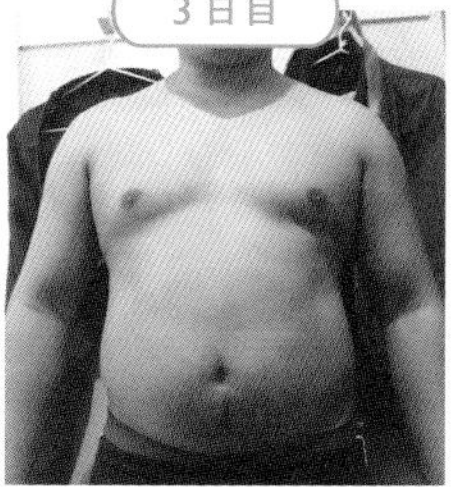

体重　87.4kg
お腹周り　104.0cm

6日目

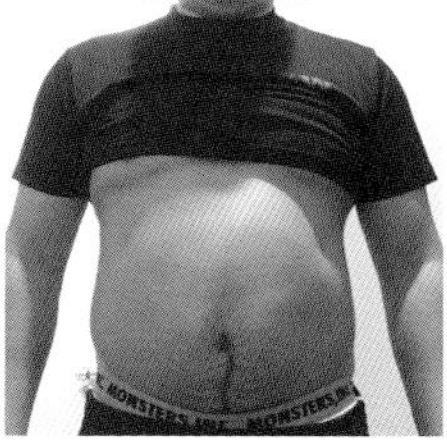

体重　86.2kg
お腹周り　103.2cm

9日目

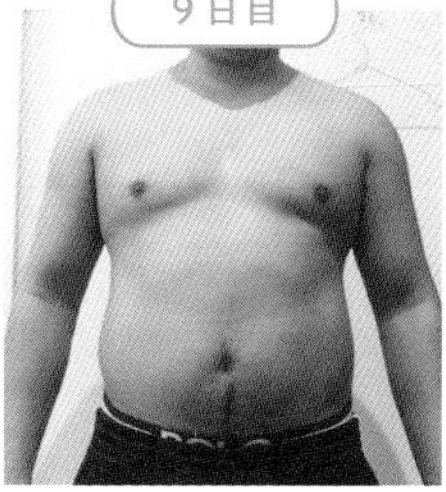

体重　85.8kkg
お腹周り　103.0cm

12日目

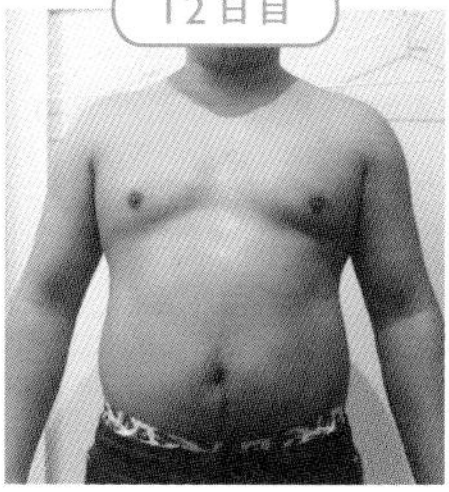

体重　85.0kg
お腹周り　102.2cm

14日目

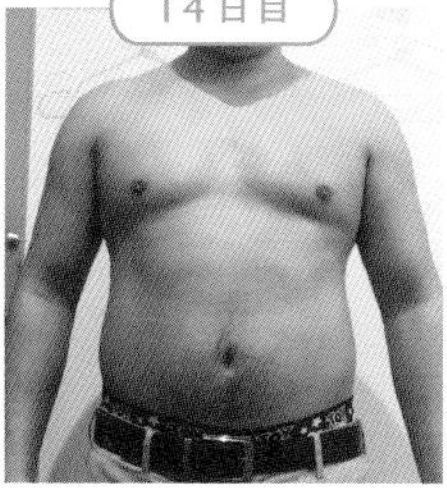

体重　84.6kg
お腹周り　101.0cm

2週間で
-3.8kg

17日目

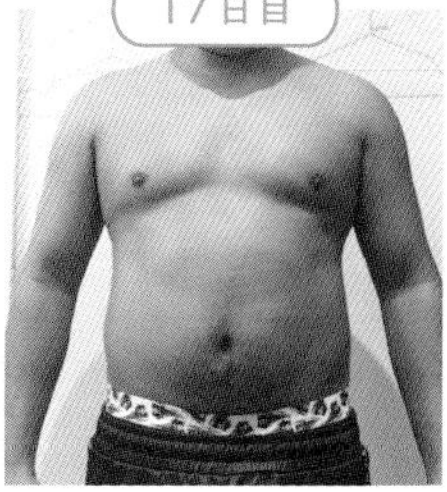

体重　83.9kg
お腹周り　99.2cm

19日目

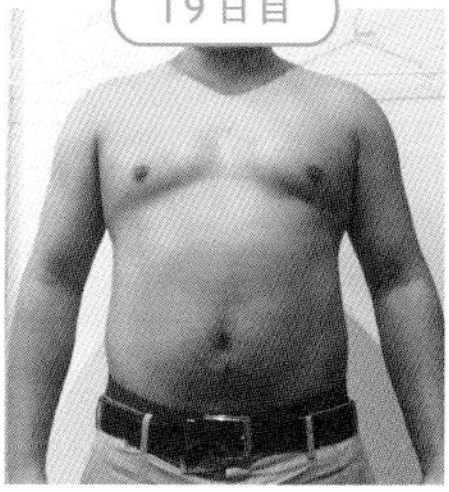

体重　83.3kg
お腹周り　97.0cm

21日目

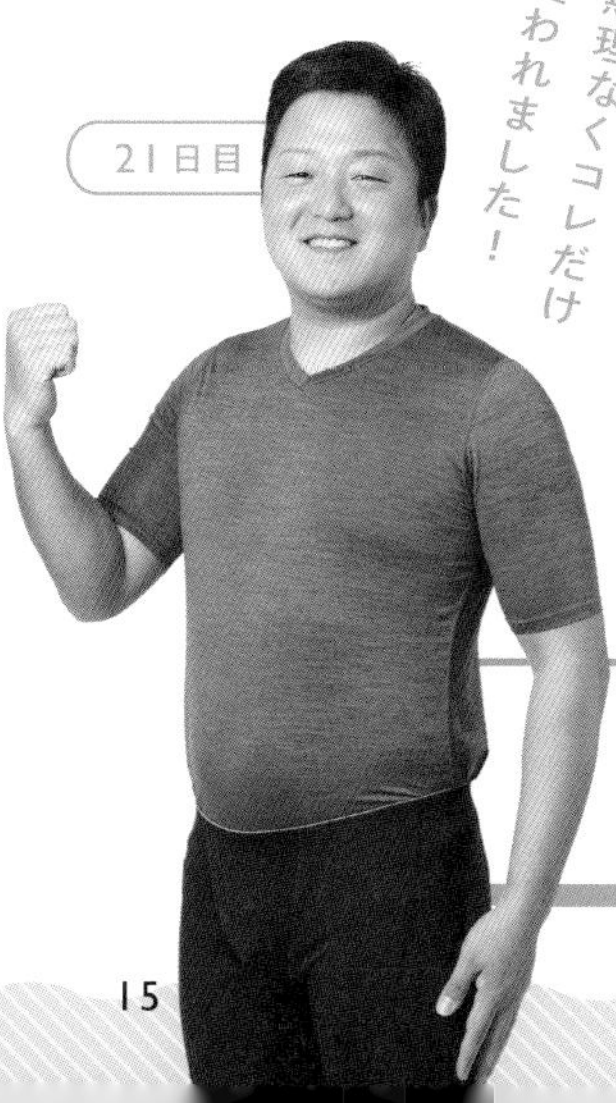

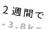

3週間で無理なくコレだけ変われました！

おなかからやせていく感じがしました！
これからも続けてメタボ脱出目指します！

重曹のシュワシュワ感が新鮮♪

おいしく楽しく続けられました

ベジファーストパウダーを入れると、重曹が発泡して、野菜ジュースがシュワシュワする。その食感が新鮮でクセになりました。おいしかったので、ラクに4・5kgやせられました。

お腹周り **-3.2cm**
体重 **-4.5kg**

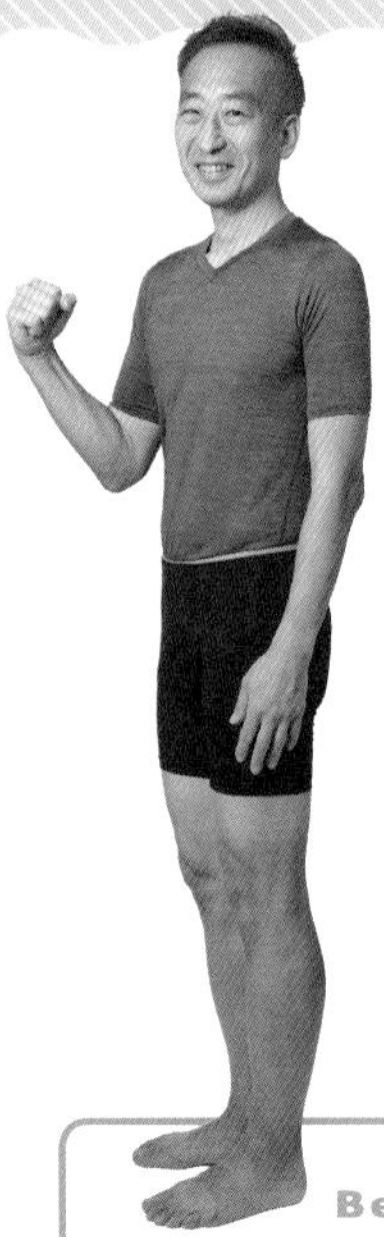

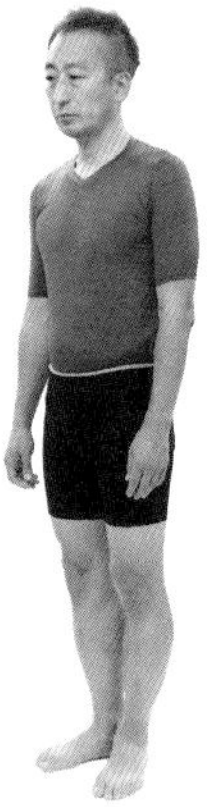

丸山はじめさん（52歳）

	Before		After
体重	71.1kg	▶	66.6kg
お腹周り	83.0cm	▶	79.8cm

3年振りの60kg台。

自分に自信が持てるように！

娘に「やせてきれいになった」といわれて、女性としての自信が持てるようになりました。服のサイズが17号から13号になって、おしゃれの幅が広がったのもうれしいですね。

お腹周り **-10.7cm**
体重 **-3.6kg**

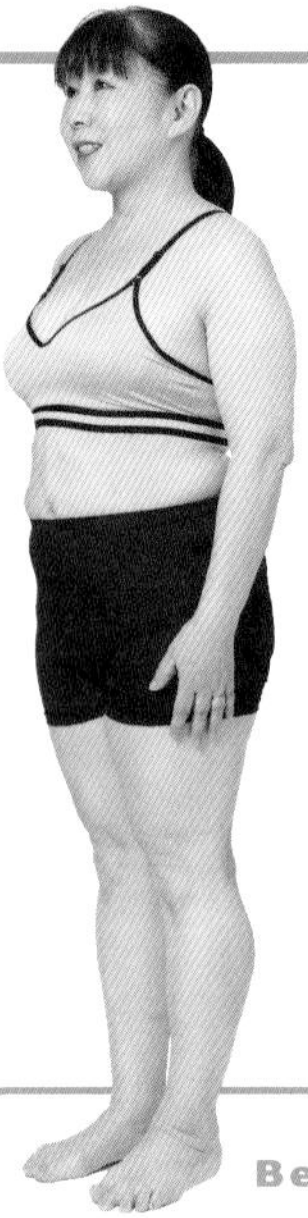

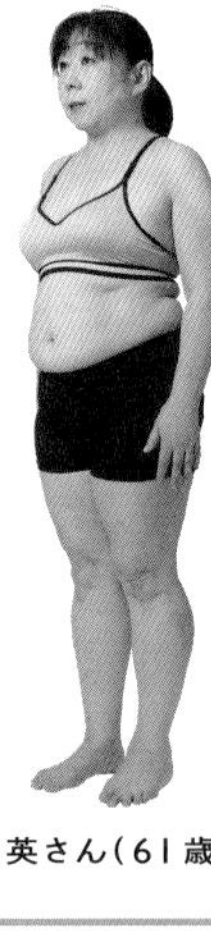

臼井紗英さん（61歳）

	Before		After
体重	72.0kg	▶	68.4kg
お腹周り	104.0cm	▶	93.3cm

ズボラな私でも、1年以上、続けられそう!!

今までいくつものダイエット法で失敗してきた私が、初めてダイエットに成功しました。やり方がとっても簡単なので、これならズボラな私でも、あと1年以上、続けられそうです。

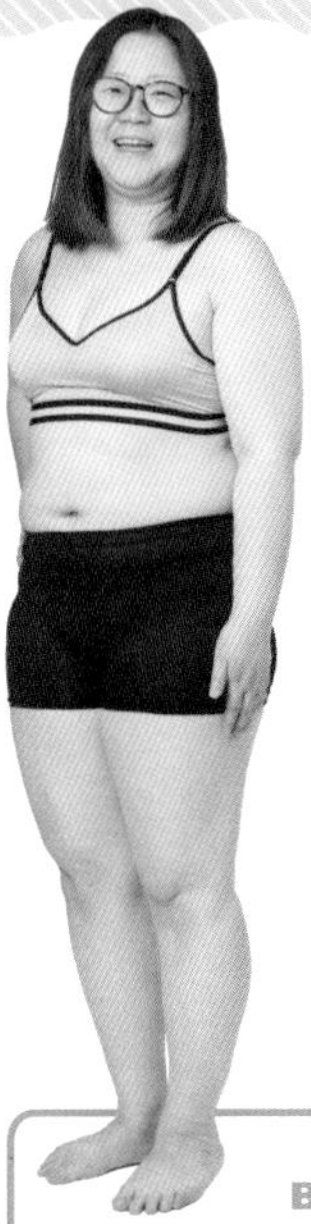
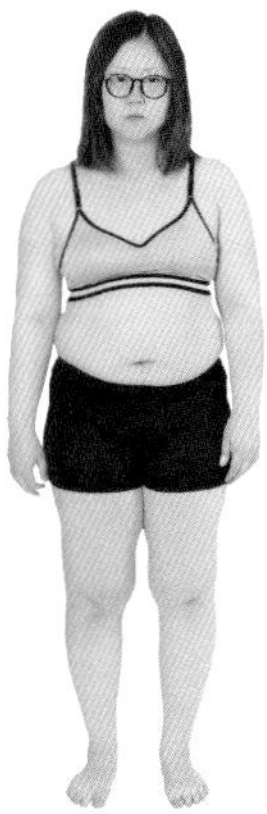

佐藤美智子さん(35歳)

お腹周り **-9.2cm**　体重 **-3.4kg**

	Before	After
体重	86.4kg	83.0kg
お腹周り	109.2cm	100.0cm

おなかの周りに付いていた脂肪の浮き輪がなくなりました

手軽で簡単なのに、毎日会っている友達から「やせた?」と聞かれてびっくりしました。おなかからやせられたからでしょうか。体重の数値以上にやせて見られます。

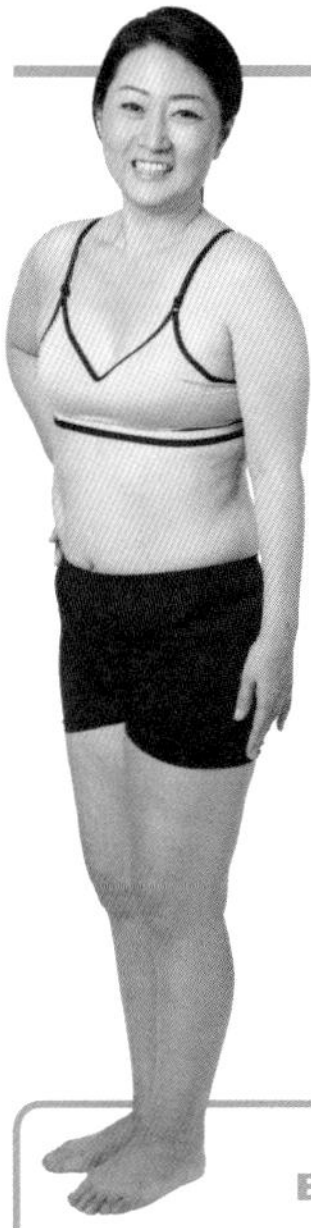
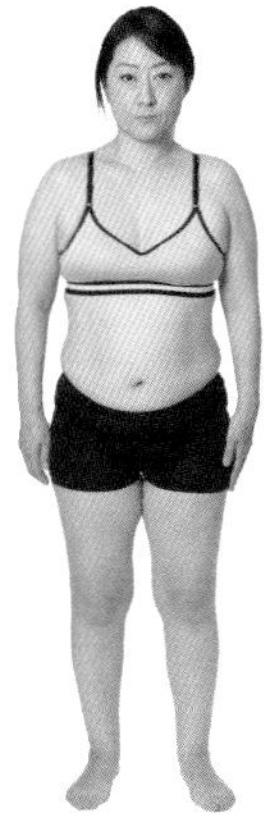

佐々木恵さん(50歳)

お腹周り **-13cm**　体重 **-2.8kg**

	Before	After
体重	67.8kg	65.0kg
お腹周り	101.0cm	88.0cm

もくじ

Part.1

ベジファーストパウダーで、野菜ジュースダイエットをはじめよう

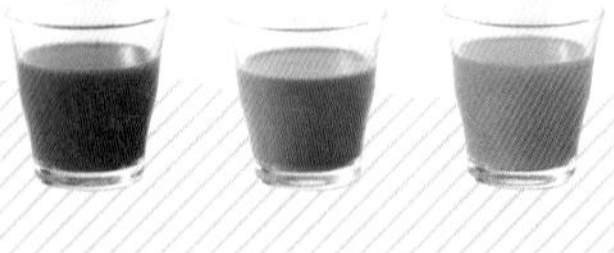

Part.2

なぜ野菜ジュースダイエットで やせるの？

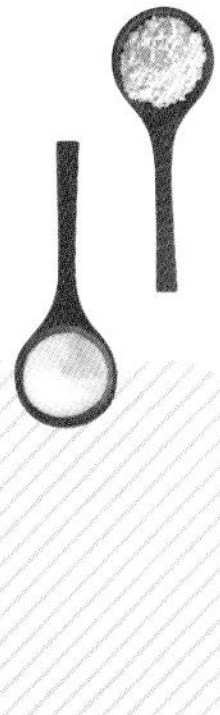

Part.3

野菜ジュースダイエットの効果アップ！ 特製「やせる野菜ジュース」の作り方

Part.4

ダイエットだけじゃない！ 「やせる野菜ジュース」のすごい健康効果

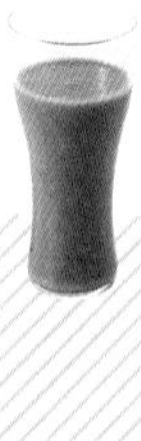

Part.5

味を変えて飽きを防止！「やせる野菜ジュース」バリエーション編

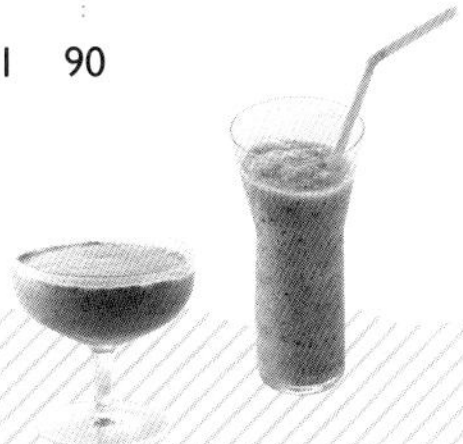

Part.6

料理にも使おう！「やせる野菜ジュース」アレンジレシピ

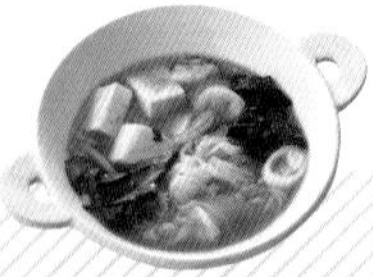

Part.7

おからパウダーと重曹で小腹解消お助けレシピ

Special 特別編

野菜ジュースダイエットにプラス！　ラクやせエクササイズ

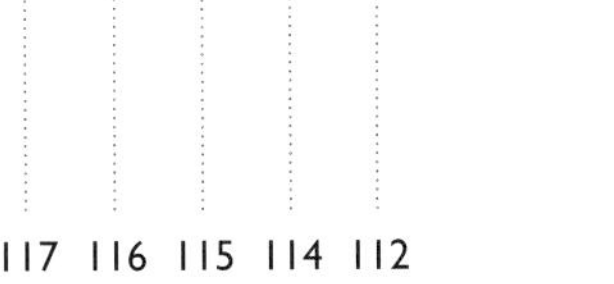

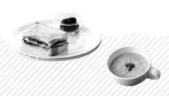

野菜ジュースダイエットをはじめる前に

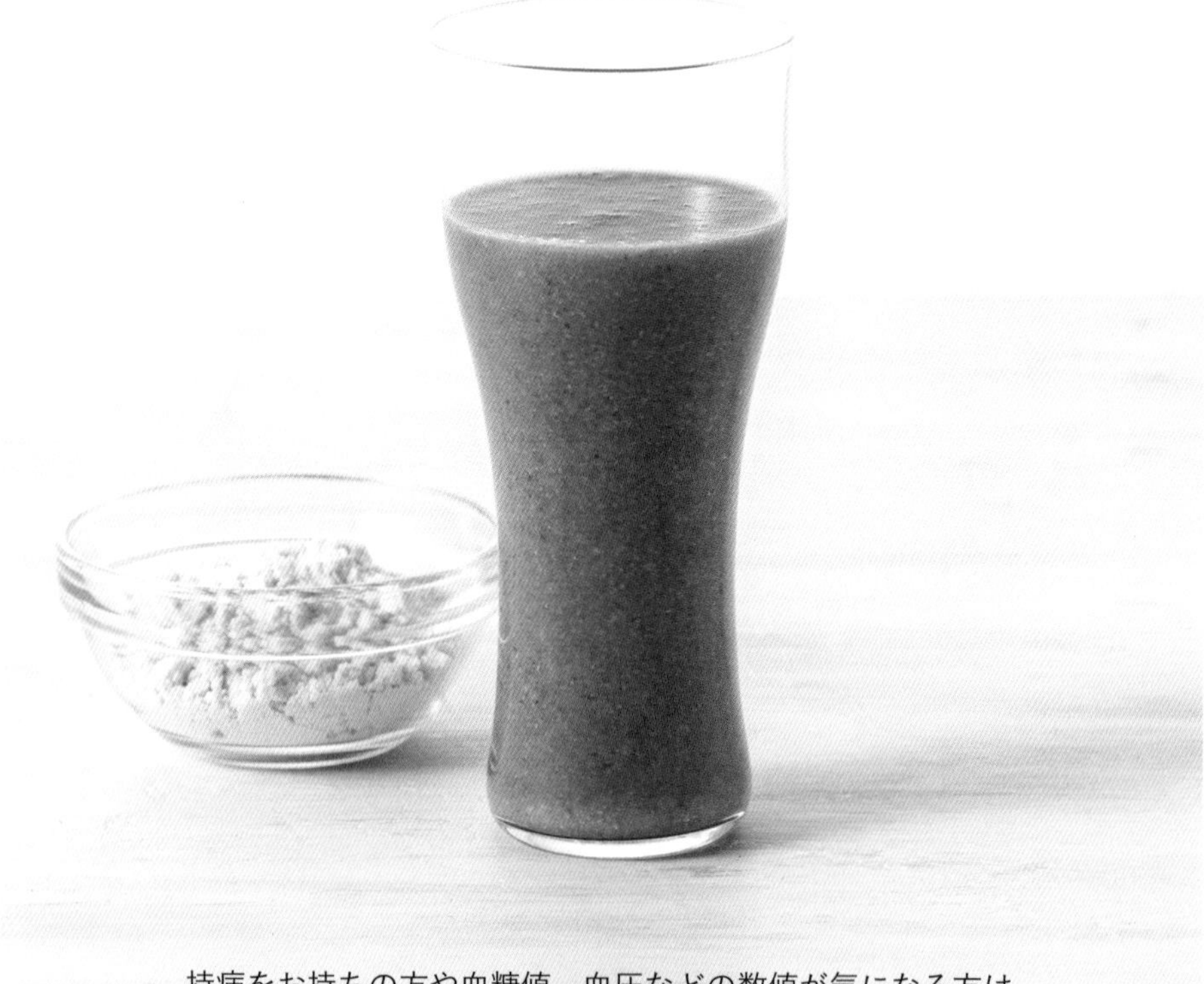

持病をお持ちの方や血糖値、血圧などの数値が気になる方は、一度主治医にご相談の上、本書のダイエット法をお試しください。まれに、便がゆるくなる場合があります。不調が続くようなら、多少ダイエット効果は落ちますが、パウダーの量を減らす、もしくは、パウダーを入れずに行ってください。

Part.1

ベジファーストパウダーで、野菜ジュースダイエットをはじめよう

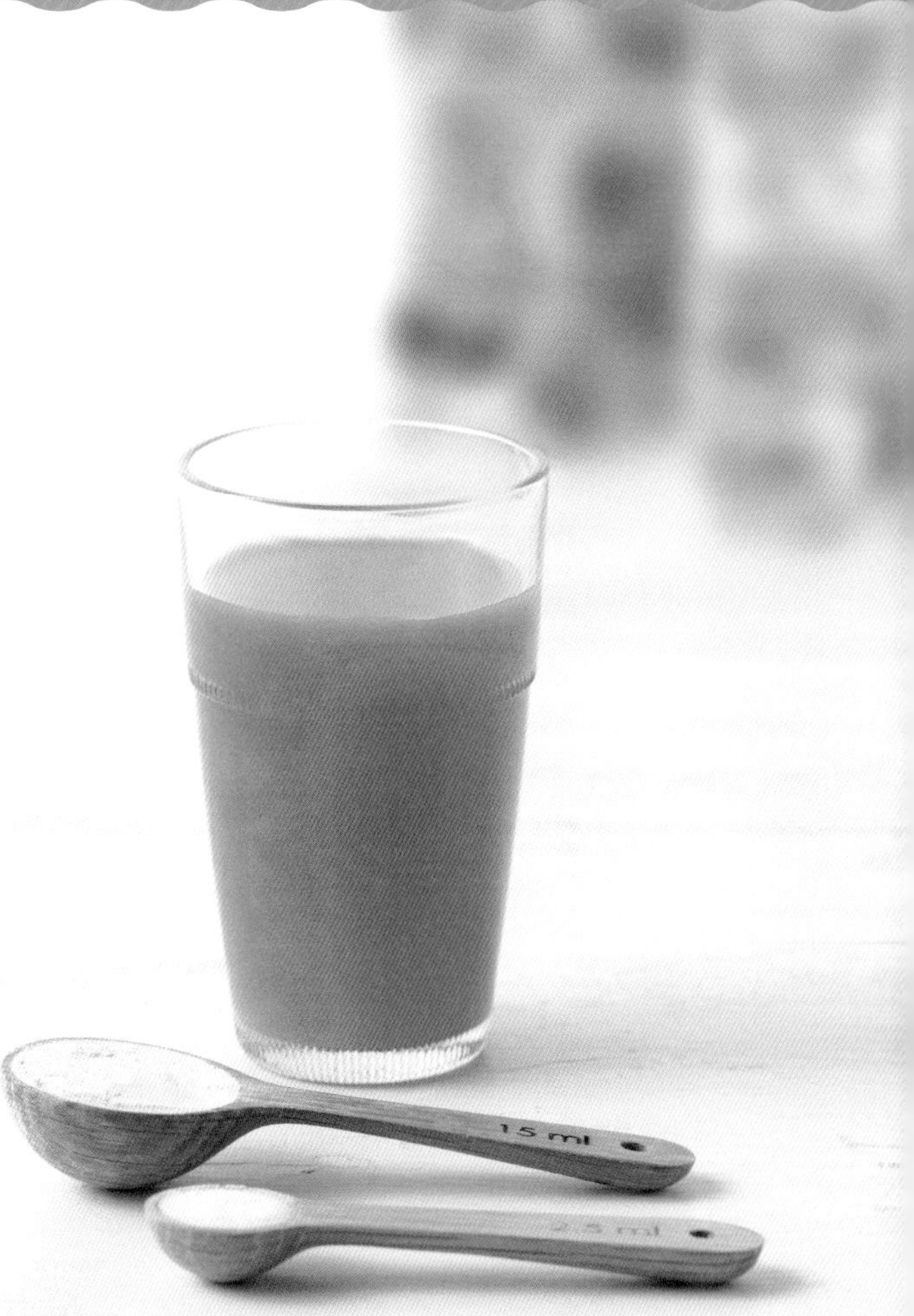

スプーン1杯入れるだけで、
ダイエット効果抜群の野菜ジュースに大変身。
「ベジファーストパウダー」の作り方・使い方をお教えします。
ラクやせしたい方は、まずは市販の野菜ジュースを使った
野菜ジュースダイエットを試してみましょう！

野菜ジュースダイエットの

主役はコレ!!
ベジファーストパウダー

（詳しくはP56~63）

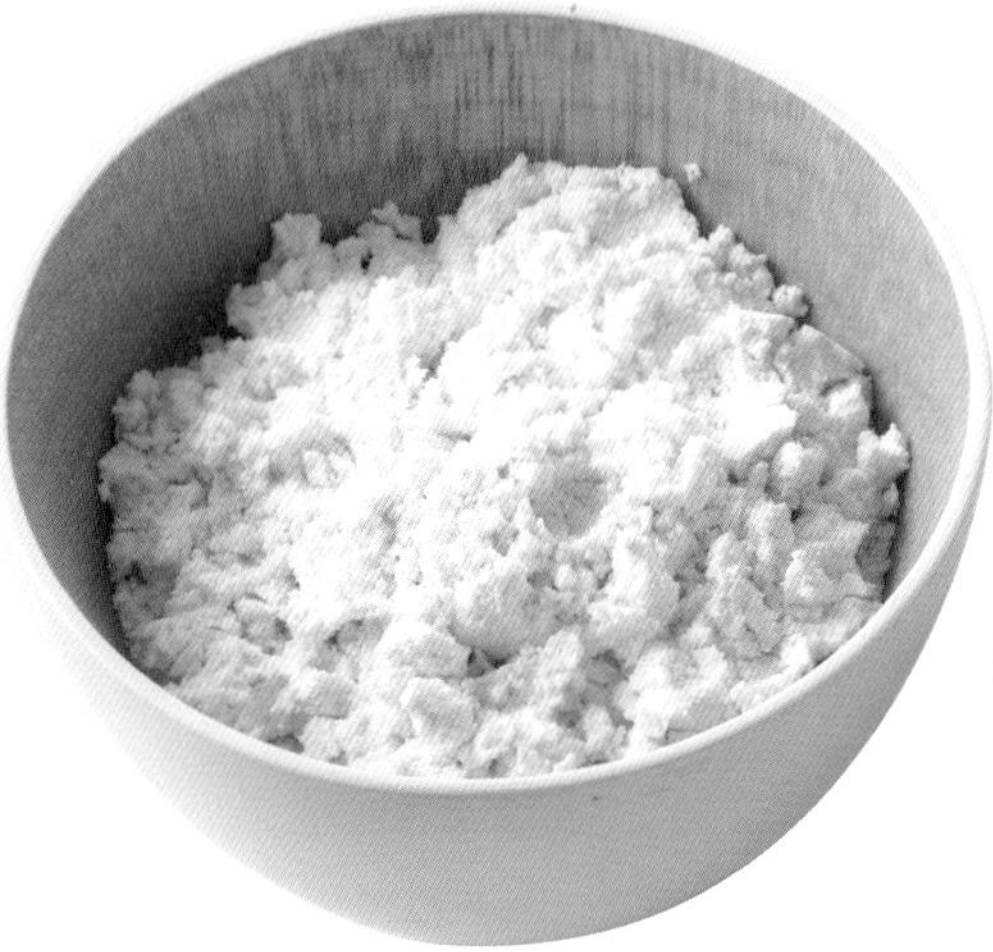

持続性の満腹効果

おからパウダー

＋

即効性の満腹効果

重曹（食用）

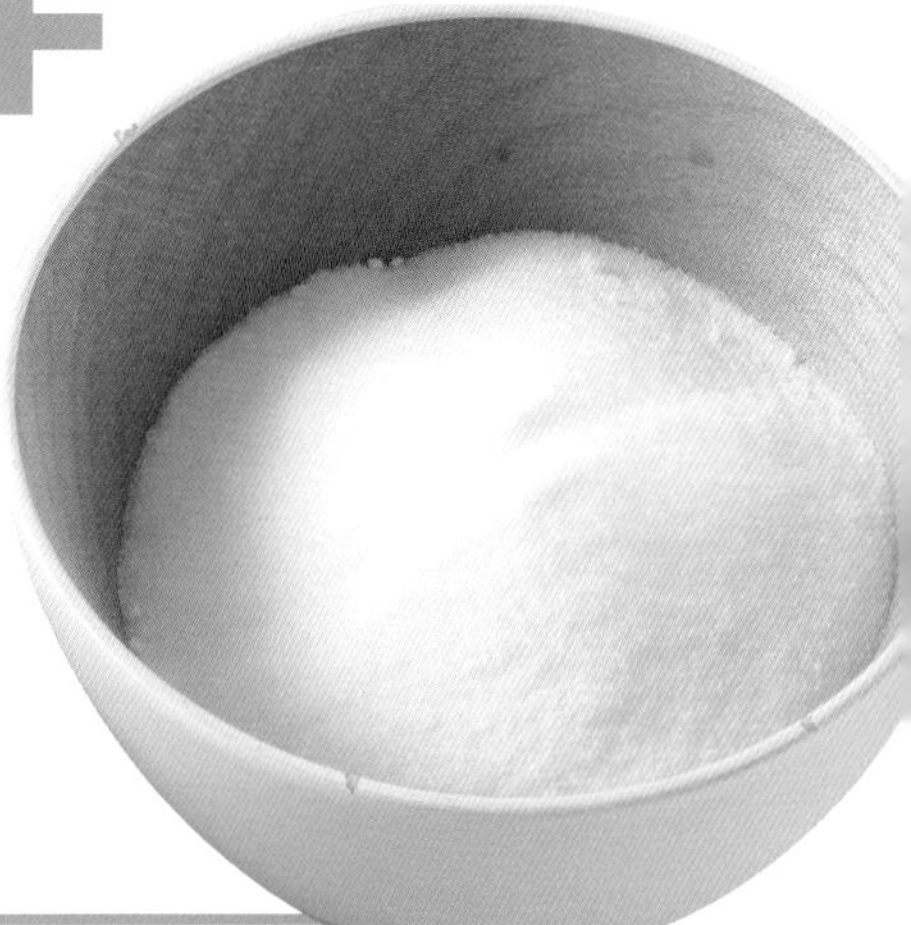

ベジファーストパウダーの主な3つのダイエット効果

1

まず重曹が
発泡して胃を
すぐに膨《ふく》らませ満腹に。

野菜ジュースダイエットに欠かせないのがおからパウダーに
重曹(食用)を加えて簡単にできる「ベジファーストパウダー」。
野菜を食事の最初に食べるダイエット法「ベジファースト」から名づけました。
ベジファーストパウダー入りの野菜ジュースを
食前に飲むダイエット法が「野菜ジュースダイエット」です。

ダイエットの強い味方

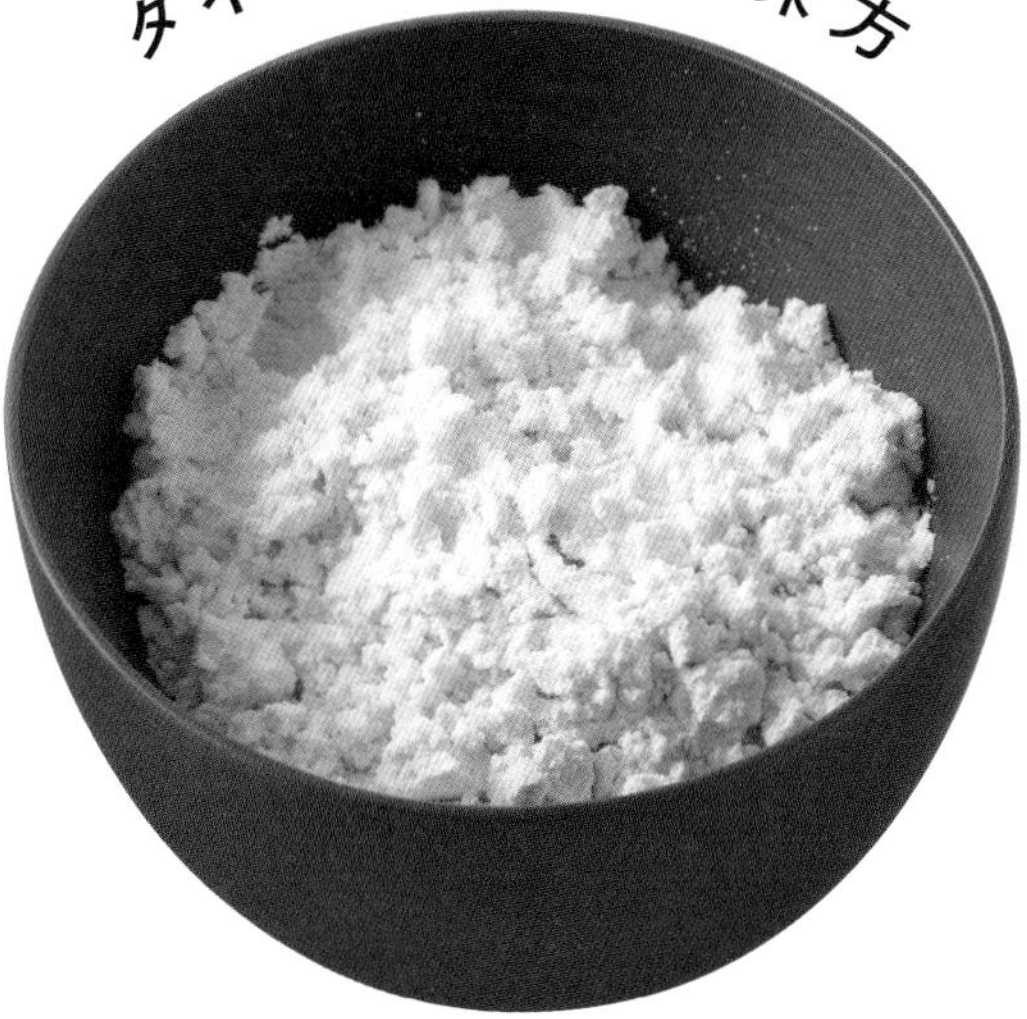

ベジファーストパウダー
=

この「ベジファーストパウダー」を
野菜ジュースに混ぜるだけ!

2

おからパウダーが
胃で約5倍に膨らみ、
満腹感を持続。

3

血糖値の急上昇による
脂肪の蓄積《ちくせき》と
脂肪の吸収を抑える。

市販の野菜ジュースでもできる！

野菜ジュースダイエットは こんなに簡単

1

ベジファーストパウダーを市販の野菜ジュースに混ぜる

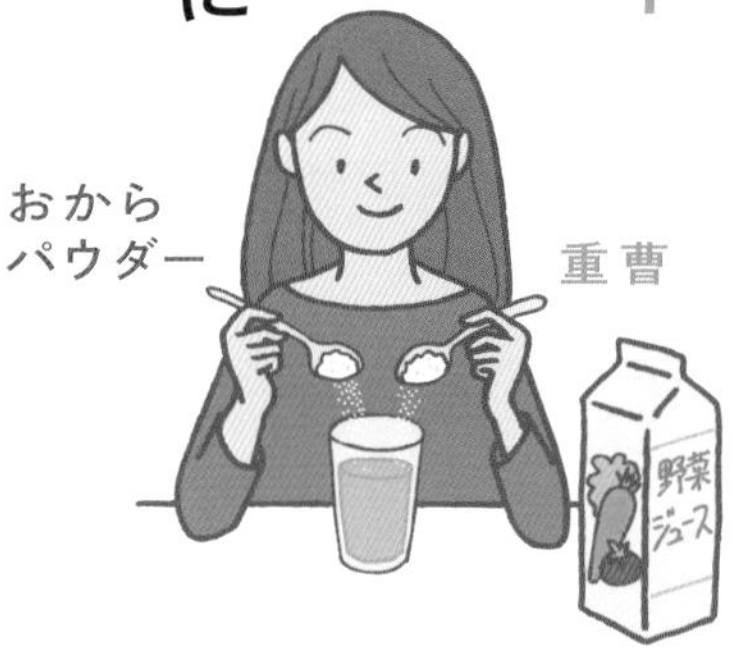

おから
パウダー
重曹
野菜
ジュース

ベジファーストパウダー（作り方はP30。重曹とおからパウダーを別々に入れてもOK）を市販のお好みの野菜ジュース150mℓ程度に入れて、よく混ぜます。

2

食前に飲む（30分前が理想）

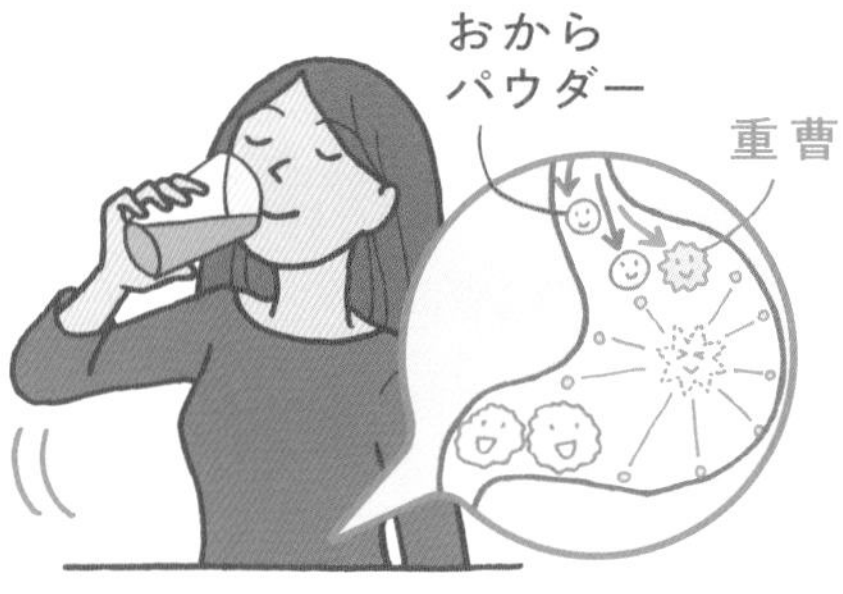

おから
パウダー
重曹

ベジファーストパウダー入りの野菜ジュースを食前に飲むと、まず重曹が発泡して胃を膨らませ、次におからパウダーが5倍に膨らんで胃にとどまり、満腹感が持続します。

「いつでもどこでも気軽にダイエット」をコンセプトに
開発した野菜ジュースダイエット！ 絶対守ってほしいのは、
ベジファーストパウダーをミックスした野菜ジュースを
食べる前に飲む。ただそれだけです！

3

食事をとる

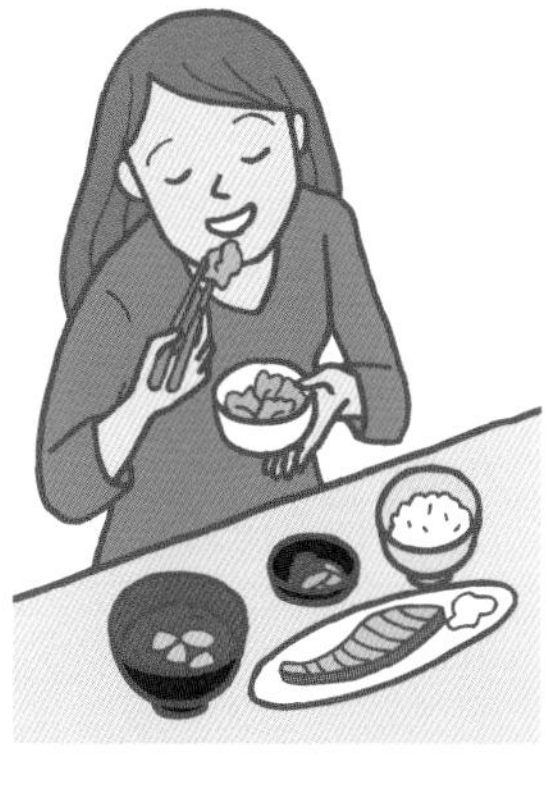

野菜→メイン→ごはんの順で食事をとればダイエット効果アップ（P42-43参照）。すでに野菜ジュースで満腹感を得ているので、通常の食事量より少なくても十分満足できます。

4

やせる！

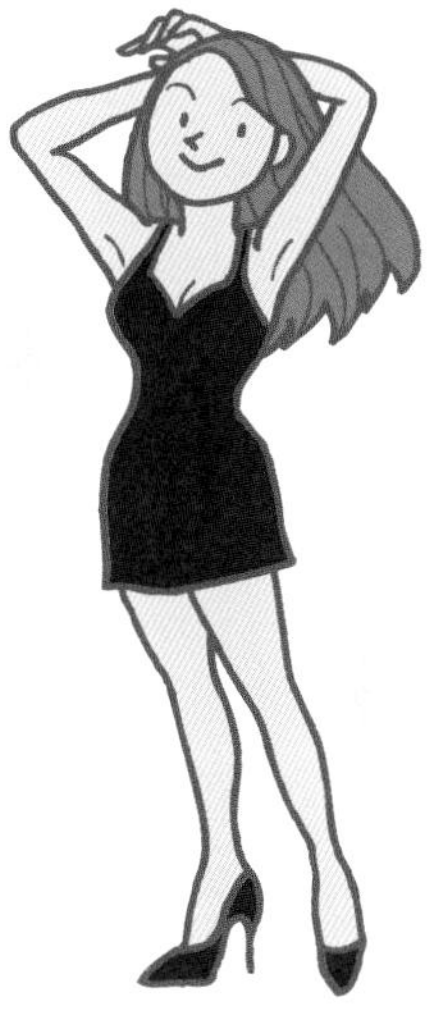

ベジファーストパウダーの満腹パワーで、食べたい気持ちをガマンすることなく、自然に体重を落とすことができます。美肌効果や冷え性、便秘解消などのうれしい健康効果も！

おからパウダーと重曹で簡単に作れる
ベジファーストパウダー

準備は1分！ 10回分を作り置き！

Step.1
「ベジファーストパウダー」を作ろう!!

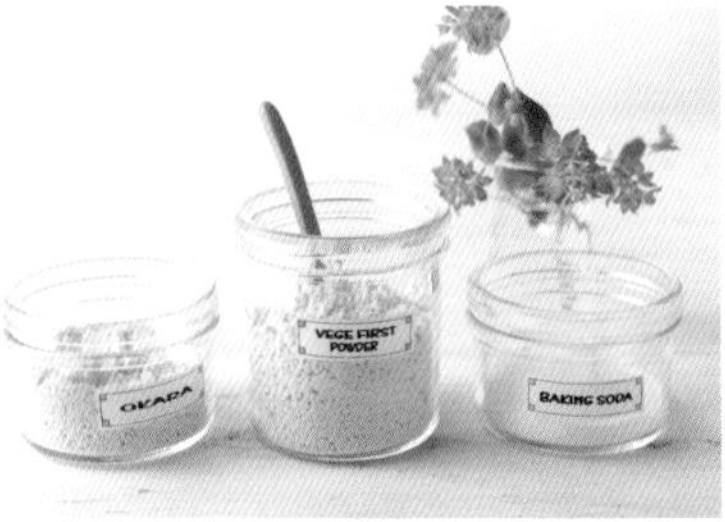

材料（10回分）

おからパウダー◆大さじ10
重曹（食用）◆小さじ2
※ダイエット効果を上げたい方は重曹を小さじ5まで増やしてもOK
乾燥剤（シリカゲル）◆1個

1

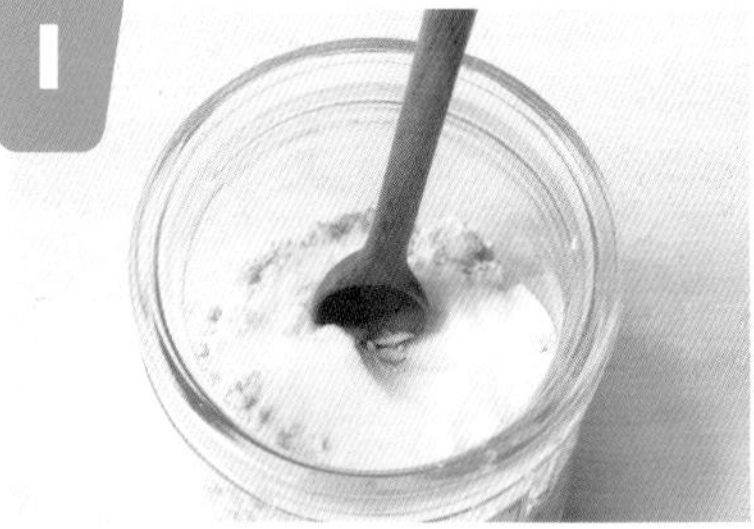

タッパーやふたのできる密閉容器に、おからパウダーと重曹を入れてよくかき混ぜます。

2

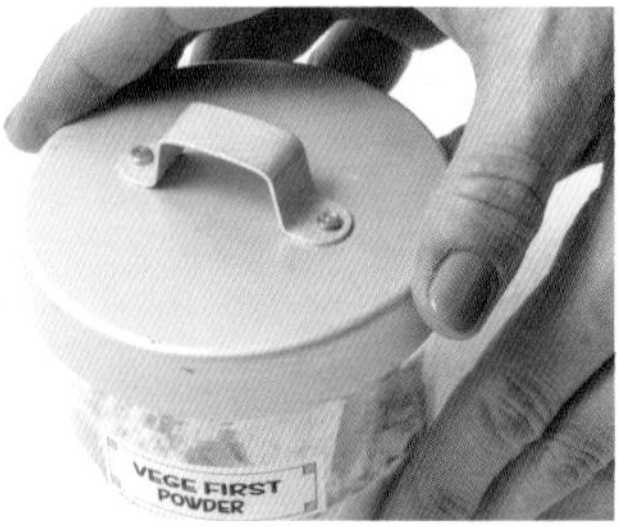

お菓子などについている乾燥剤を入れてふたを閉め、冷蔵庫に入れて保管します。

※ベジファーストパウダーは湿気ると水分を吸って溶けにくくなったり、腐りやすくなったりします。おからパウダーや重曹の袋を開封したら、早めに使い切りましょう。

重曹の量はお好みで調節を！

重曹の基本の分量は1回分、小さじ1/5ですが、小さじ1/2くらい入れた方が満腹感を得やすくなります。ただし重曹には独特の風味があり、人によってはげっぷが出やすくなることがあります。少量からはじめて、少しずつ増やしていきましょう。

市販の野菜ジュースに大さじ1強入れる!

Step.2
「ベジファーストパウダー」を市販の野菜ジュースに混ぜよう!!

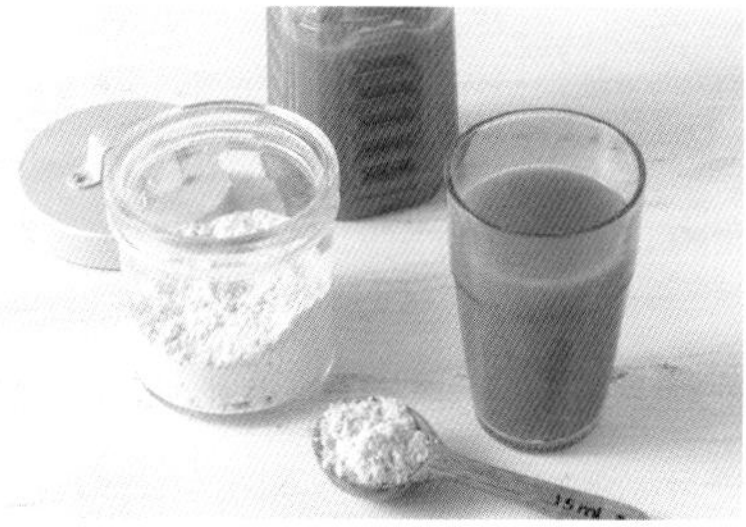

材料（1杯分）

ベジファーストパウダー・大さじ1強
（おからパウダー・大さじ1、重曹・小さじ1/5）
市販の野菜ジュース・150〜200mℓ

※野菜ジュースはお好みで増量可。
野菜ジュースの量を増やした場合も、
ベジファーストパウダーは大さじ1強でOK。

1

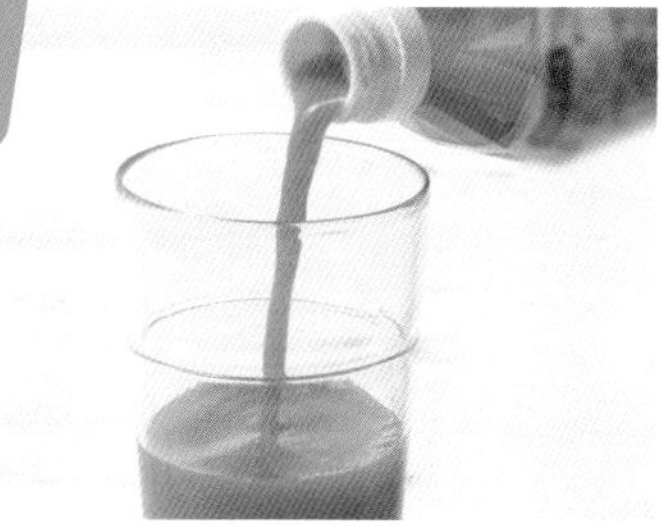

市販の野菜ジュースを、グラスに注ぎます。満タンになるグラスではなく少し余裕のあるもので。

2

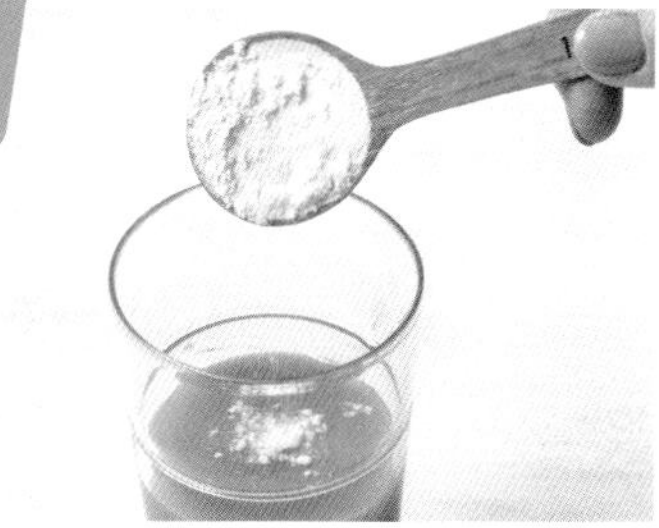

ベジファーストパウダーを1のグラスに入れます。

キンキンに冷えたジュースより、常温の方が粉が溶けやすい

Point 大さじ1杯強とは、すりきり1杯より、表面の粉が若干多い程度。多少多くても、少なくても大丈夫。神経質になる必要はありません。

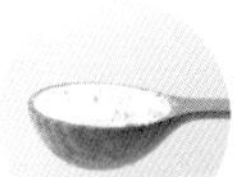

3

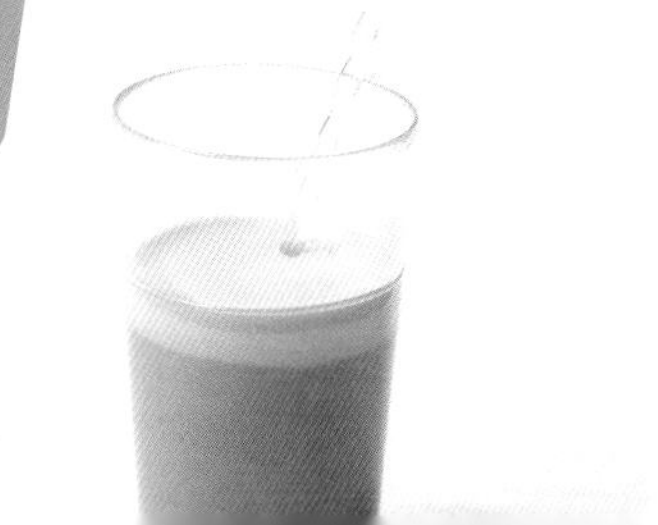

マドラーなどで混ぜて完成！ 粉が残らないようによく混ぜましょう。勢いよく混ぜると重曹が発泡しすぎてあふれるので注意。

重曹のシュワシュワ感がクセになる！

いろいろな味の野菜ジュースに混ぜて、楽しく野菜ジュースダイエット

野菜ジュースダイエットに使用する市販の野菜ジュースは、左ページのチェックポイントさえ満たしていれば、基本的にお好みのものでOK。

野菜が多めのジュースは血糖値の急上昇を抑え、ダイエット効果が高く、酸っぱい果物メインのものは重曹が発泡しやすいので、満腹感が期待できます。最初は飲みやすい果物系からトライして、徐々に野菜系に移行するのもいいでしょう。

果物が多めのジュースは糖分が気になりますが、果物に含まれる果糖は血糖値に与える影響も少なめ。夜に飲むと、寝ている間に中性脂肪が蓄えられやすくなりますが、朝飲めば、日中のうちに果糖が消費されやすいので、おすすめです。

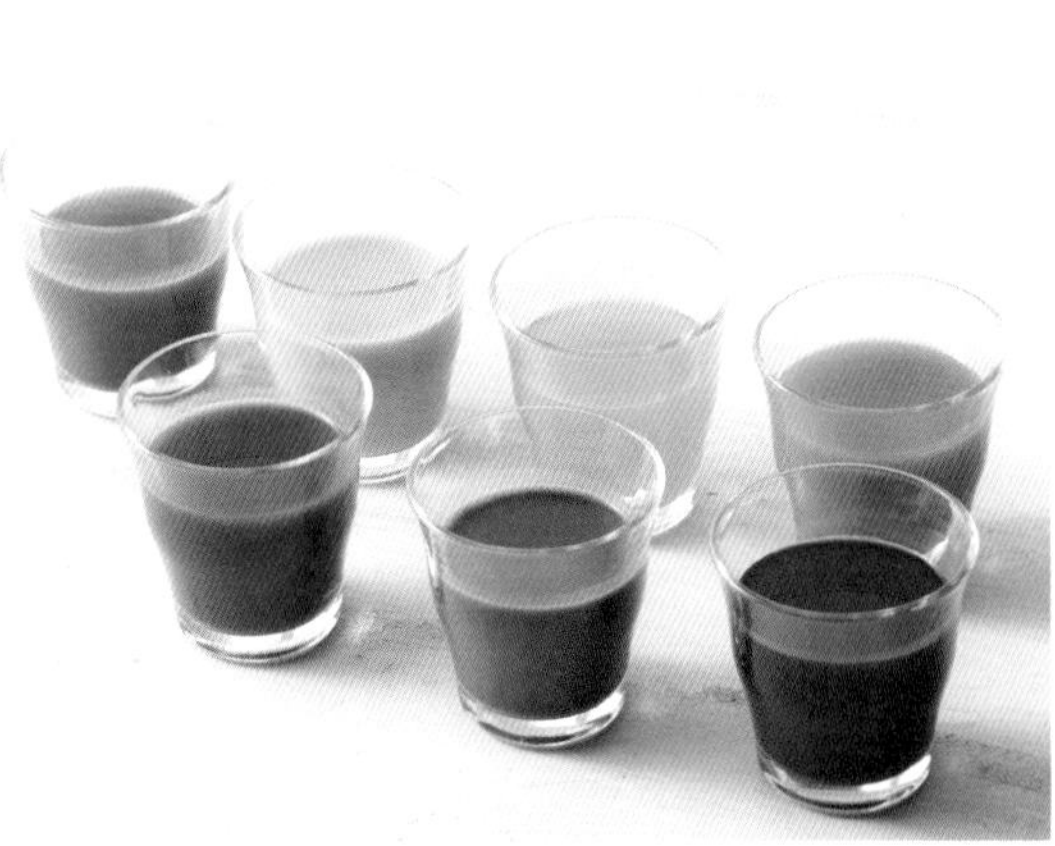

1 グリーン系

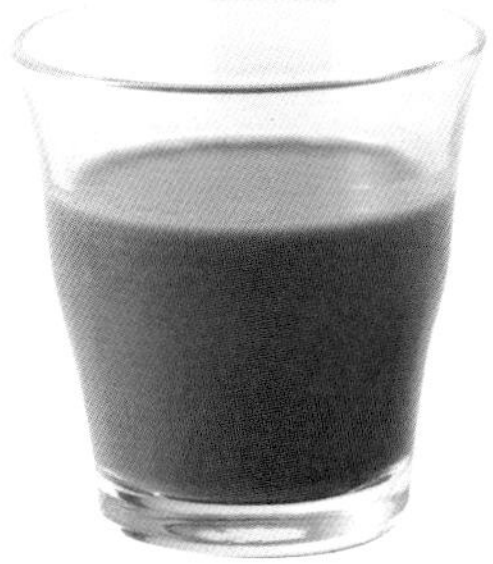

血糖値の上昇を
穏やかに

小松菜やブロッコリーなど、緑の野菜が多いジュースは血糖値の急上昇を抑え、脂肪の吸収を抑えてくれるので、ほかのジュースに比べてダイエット効果も大。ビタミンCやB群を豊富に含み、βカロテンも多いので、丈夫な細胞を作り、健康効果も高いのが特徴です。

市販の野菜ジュースを選ぶときのチェックポイント

- 砂糖不使用のものを選びましょう
- 糖質は100mℓあたり、12g以下のものがベター
- カロリーは100mℓあたり、40kcal以下のものを
- 食物繊維1g以上のものが望ましい

3 トマト系

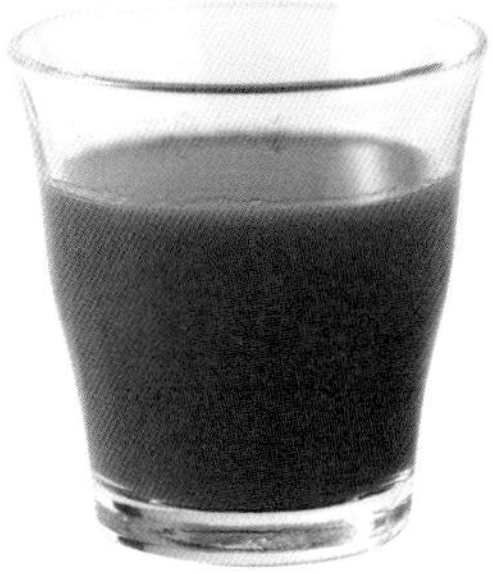

リコピンが
細胞の老化を防ぐ

トマトは酸味が強いので、重曹の発泡効果が高く、満腹感を得やすいのが特徴。トマトに含まれるリコピンは抗酸化作用にすぐれ、細胞の老化を防ぐとともに、血糖値の上昇を抑制する効果もあり。トマト系は重曹の味を感じやすいので、苦手な方は重曹を少なめに。

2 にんじん系

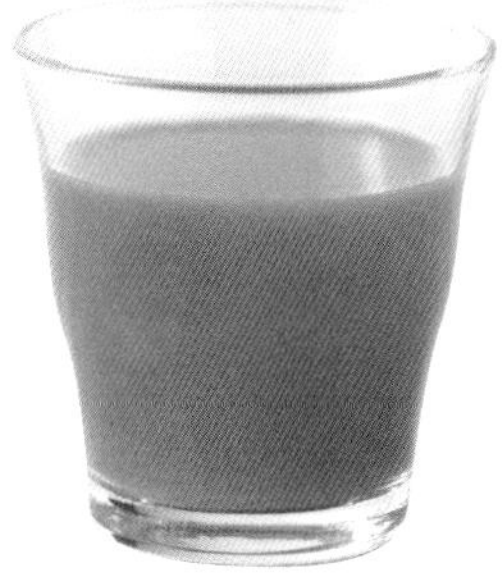

βカロテンが
基礎代謝を高める

野菜ジュースの中で、最も一般的なにんじん系ジュース。緑黄色野菜をバランスよく含み、血糖値の急上昇を防いでくれます。にんじんはβカロテンが豊富。抗酸化作用の高いカロテノイドが元気な細胞を作り、基礎代謝の高い体作りをサポートします。

4 ベリー系

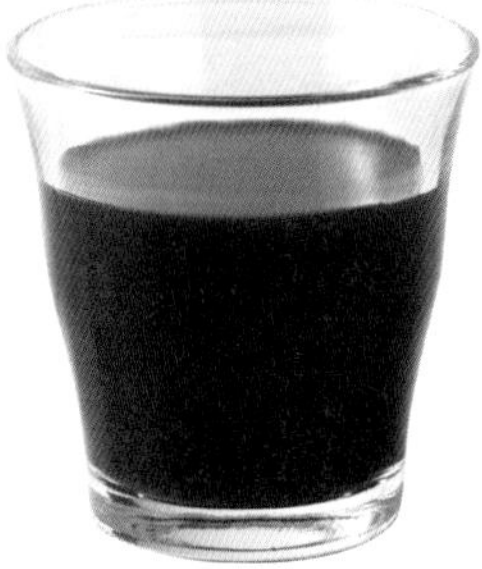

目にいい
アントシアニン豊富

さまざまな野菜にブルーベリー、ラズベリー、クランベリーなどのベリー類をミックスしたジュース。ベリーの有機酸が重曹の発泡性を高め、満腹感もアップ。アントシアニンを多く含み、目の疲れ予防や視力回復に働きかけます。**細胞の老化を防ぎ、代謝をサポートしてくれます。**

5 マンゴー系

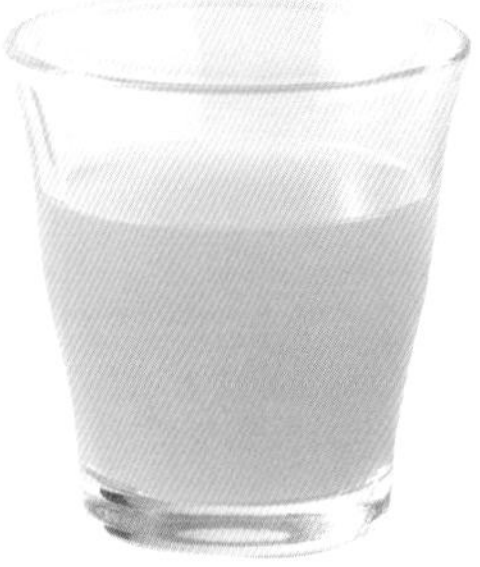

マンゴーが重曹の
発泡性アップ

野菜にマンゴーをミックスしたジュースは**重曹の発泡性が高く、満腹感を得やすいの**が特徴。朝に飲めばフルーツの果糖も日中のうちに消費されて、中性脂肪を蓄えにくいのでおすすめ。マンゴーのビタミンCがクエン酸の吸収力を高め、疲労回復もサポートします。

6 青汁系

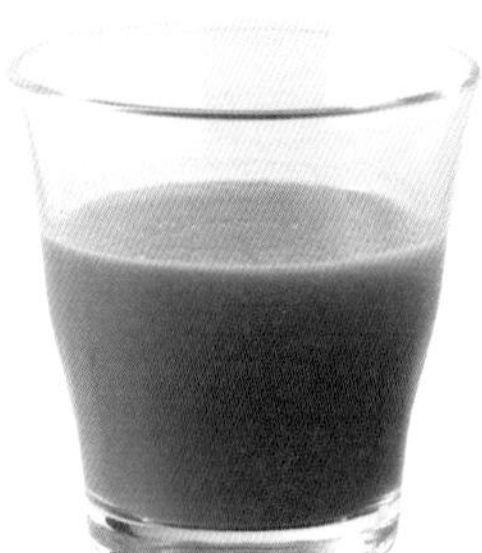

血糖値上昇を抑え、
やせ効果大

大麦若葉やケールなど、野菜たっぷりの青汁はビタミン、ミネラル、食物繊維をバランスよく含み、**血糖値の急上昇を抑える効果も高め**。青汁だけのもの、豆乳をミックスしたものなどさまざまな種類がありますが、豆乳入りの方がたんぱく質が多い分、満腹感は持続します。

7 豆乳系

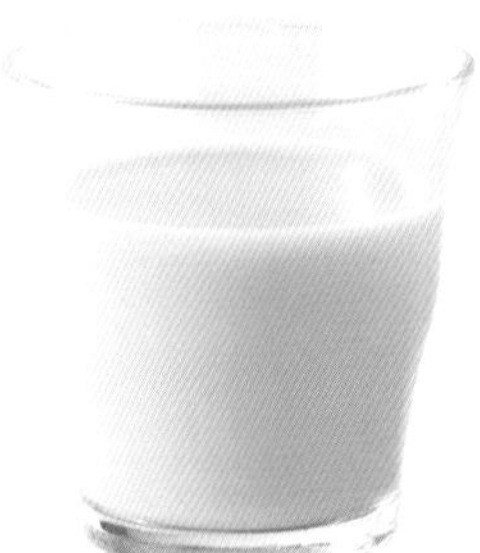

ダブルの大豆で
満腹感が持続

豆乳にバナナなどをミックスしたジュース。カロリーは高めですが、おからパウダーと豆乳には、大豆がダブルで入っているので、たんぱく質が豊富。**満腹感が継続しやすく、あとに食べる食事の量を減らす**ことができ、ダイエット効果にもつながります。

職場や学校、外出先に ベジファーストパウダーを持ち運ぼう

**「ベジファーストパウダー」を持ち歩いて、
オフィスや外出先で市販の野菜ジュースと
混ぜれば、いつでもどこでも
野菜ジュースダイエットが実践できます！**

ベジファーストパウダー おすすめ持ち運びセット

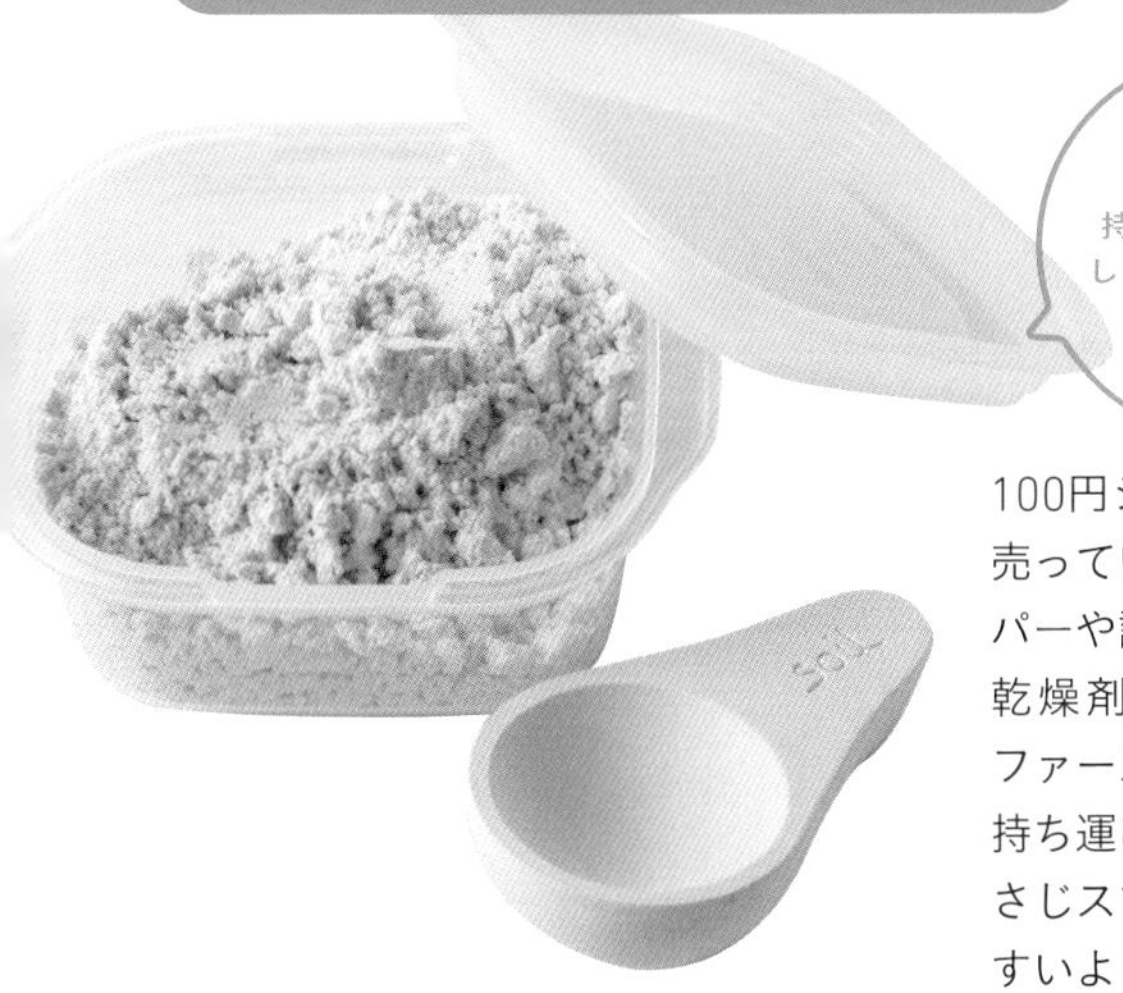

持ち運ぶときは
しっかりしめよう

100円ショップなどで売っている小型のタッパーや調味料入れに、乾燥剤を入れたベジファーストパウダーを持ち運びましょう。大さじスプーンと混ぜやすいようにマドラーなども入れておくと便利。

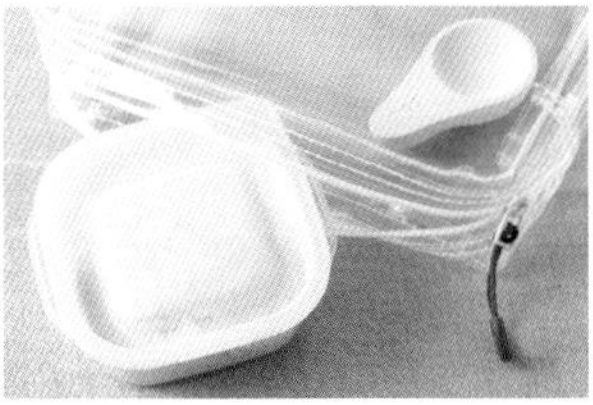

ポーチに入れれば、粉がこぼれる心配もなくて安心！ ストロー付きの野菜ジュースなら、そのストローをマドラー代わりにしても。

シェーカーがあると便利

シェーカーを携帯すれば、グラスがなくてもOK。ベジファーストパウダーと野菜ジュースを入れて、振り混ぜます。重曹が発泡してあふれる可能性もあるので、ふたをしっかり閉めて。振った直後にふたを開けないように注意しましょう。

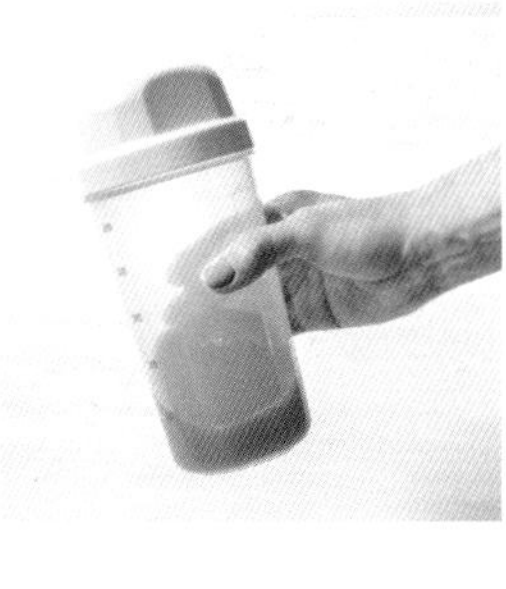

いつ飲む？どこで飲む？

シーン別
野菜ジュースの取り入れ方

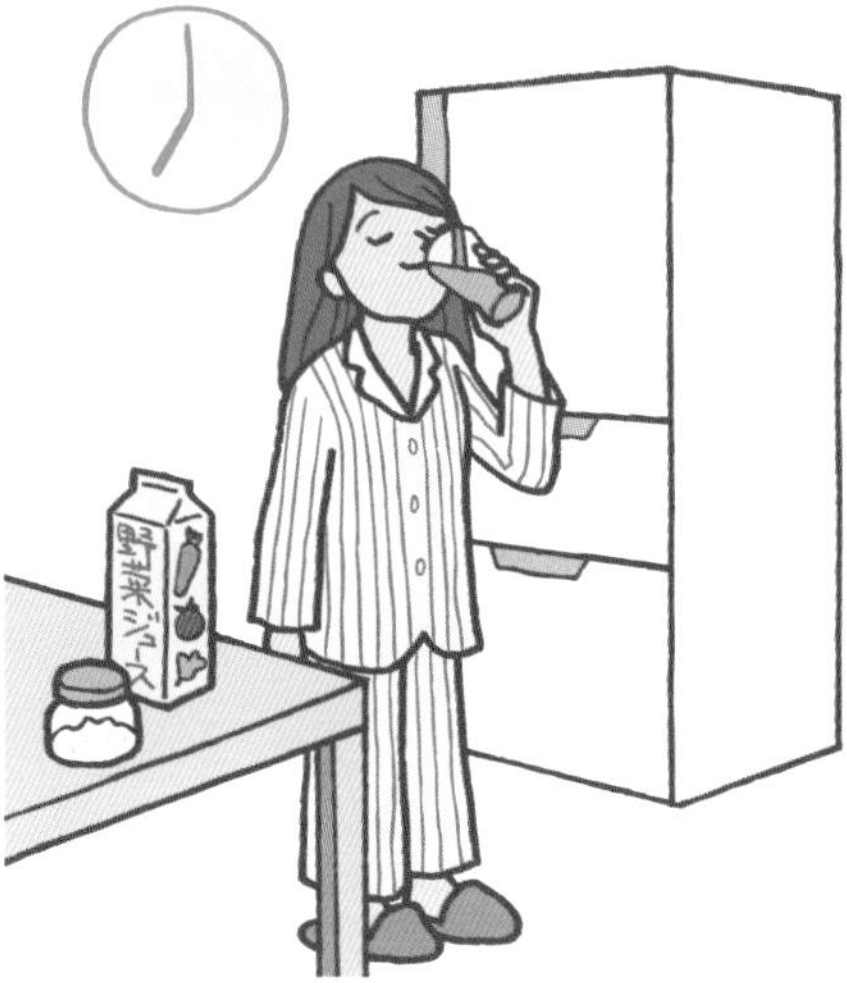

朝食前に

身支度の前に
起きてすぐ野菜ジュースを

朝起きてすぐ、 野菜ジュースにベジファーストパウダーを混ぜて飲んで、内臓を起こします。その後、身支度や朝食の準備などをすませ、30分後くらいに朝食を食べはじめれば、血糖値の急上昇を抑える効果もさらに高まります。

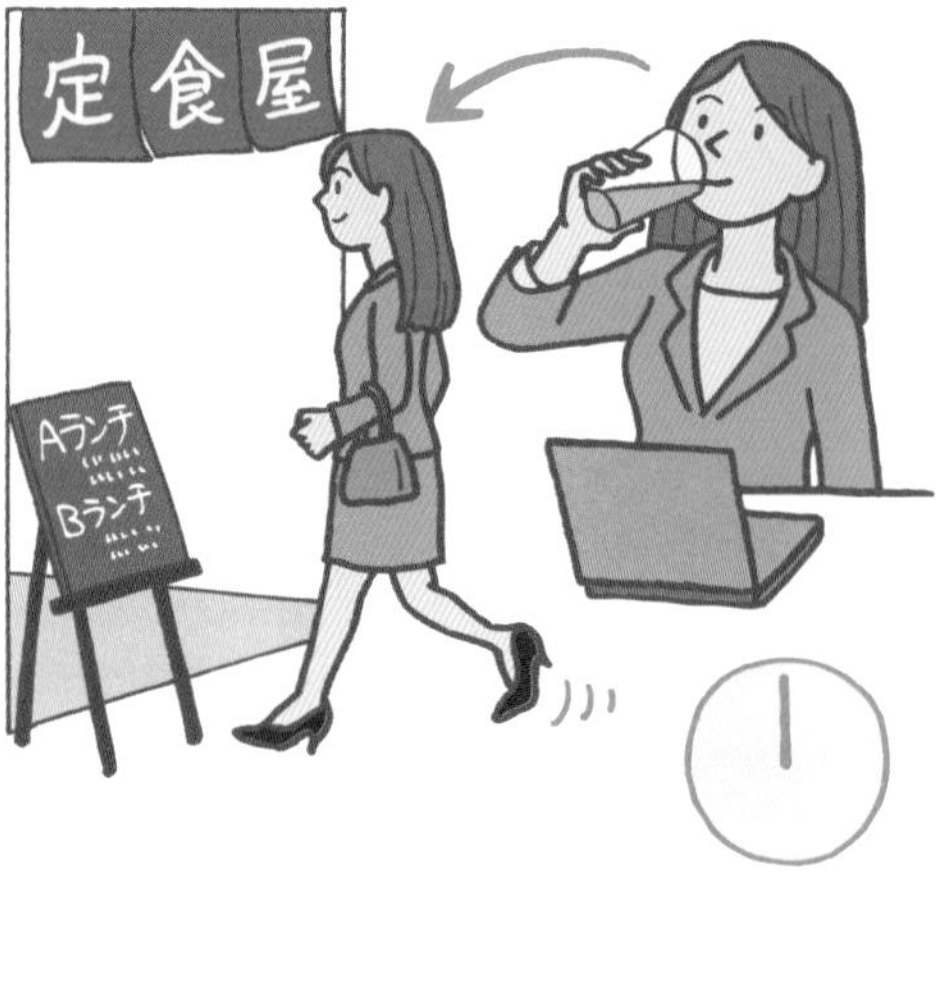

昼食前に

オフィスで飲んでから
歩いてランチへ

お昼休みには、まず野菜ジュースにベジファーストパウダーを混ぜて、デスクで飲みます。その後、オフィスから出てランチ。事前に野菜ジュースを飲んでおくことで、満腹感とやせ効果を得やすくなります。

いろいろなシーンで使えるのが
野菜ジュースダイエットのいいところ。
自分のペース、自分の生活スタイルに合わせて
無理なく取り入れてみましょう。

夕食前に

夕食の準備の前に野菜ジュース

夕食のカロリーが高めな人は**夕食の準備をはじめる前に1杯！** 野菜ジュースを飲んでから食事まで時間をあけることで、血糖値の急上昇を抑え、脂肪をつきにくくします。

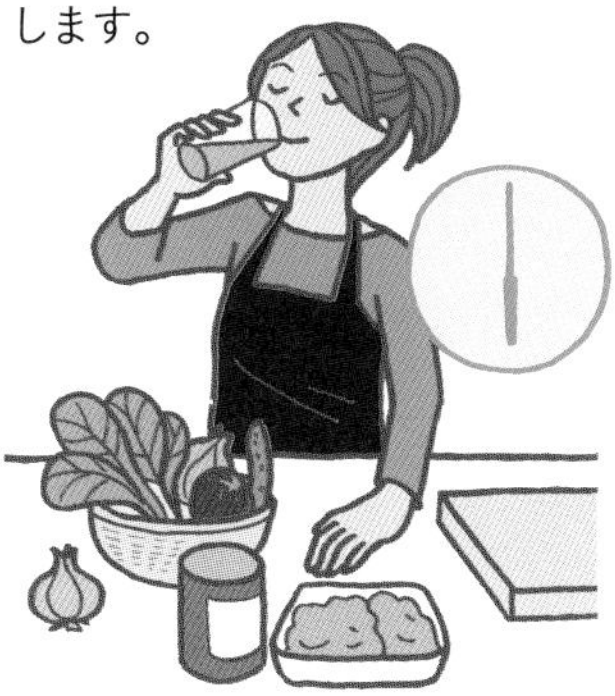

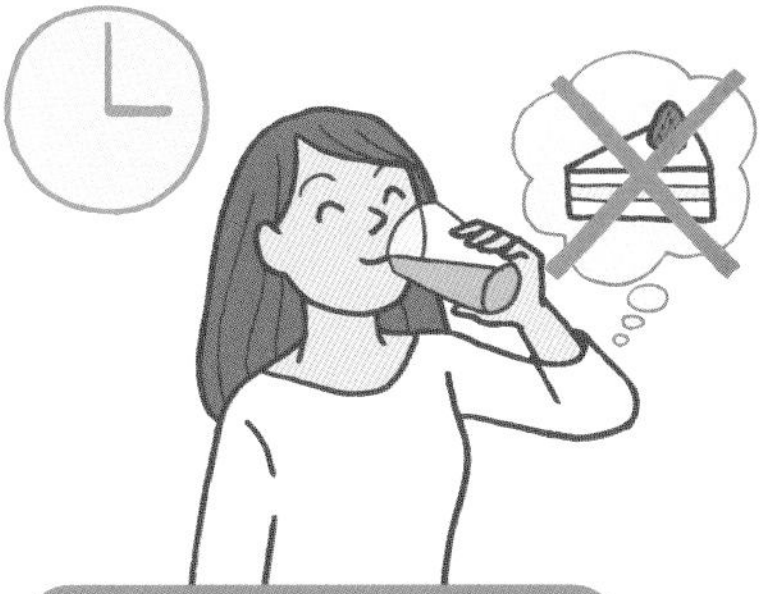

おやつに

小腹がすいたら、スイーツの代わりに1杯

小腹がすいて、おやつが食べたいな〜と思ったら、野菜ジュースの出番です。スイーツの代わりに**野菜ジュースを飲むこと**で満腹感が得られ、もう甘いものはほしくなくなるかも！

飲み会の前に

夜の会食の前にも野菜ジュース

食べすぎ・飲みすぎを防ぎ、**二日酔いの予防にも効果が期待できます。**直前に飲んでもいいですが、デスクで飲んでから出かけるとベター。

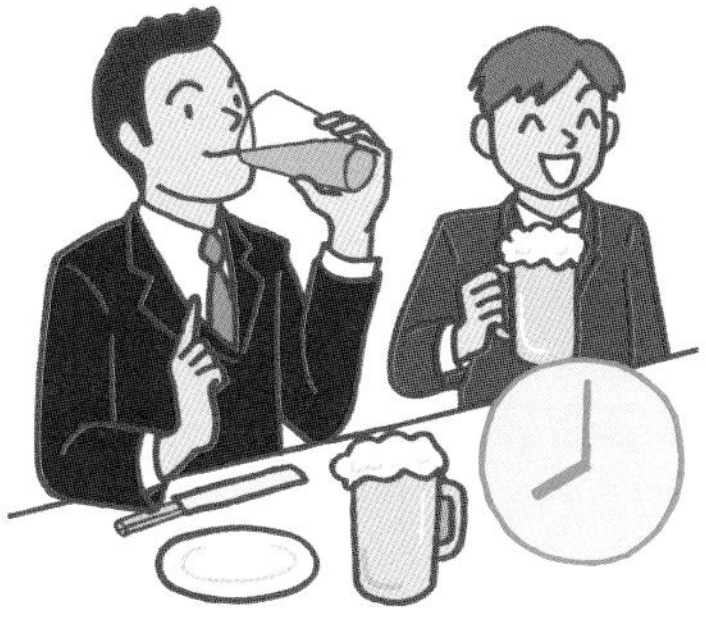

「食べる前に飲む」だけでＯＫ！
特に朝食の30分前はおすすめ

ベジファーストパウダー入りの野菜ジュースは、食前に飲めばＯＫです。食事の直前に飲んでも効果がありますが、一番効果的なのが、30分前。ベジファースト効果が働きやすく、ダイエット効果も高まります。

もちろん、朝、昼、晩と1日3杯飲むのが一番ですが、1回の場合は、朝食前に飲むのがおすすめ。朝起きてすぐは内臓もまだ寝ている状態ですが、野菜ジュースが内臓を活性化させ、代謝を上げるなど、さまざまなダイエット効果が期待できます。

夕食のカロリーが高めな方は、夕食前に飲むのも効果的。P36～37を参考に、ぜひ、自分のライフスタイルにあった方法で、取り入れてみてください。

また、小腹が減ったときにも、この野菜ジュースは活躍します。

満腹効果が高いので、1杯飲めば小腹解消！　ついついおやつを食べてしまうという方にもおすすめです。

「すぐやせたい」という人は、炭水化物に置き換えて即やせ

「もうあと1か月後、同窓会。それまでにすぐやせたい」
「夏にプール行く約束しちゃったけど、水着になる勇気が……」
など、すぐにやせたいという方もいらっしゃると思います。

そんな方は、パンやごはんなどのいわゆる主食を、ベジファーストパウダー入りの野菜ジュースに、置き換えてみてください。

いわゆる、糖質OFFダイエットです。

満腹感たっぷりの野菜ジュースなので、単に炭水化物を抜くよりも、ラクに糖質OFFダイエットを続けられるはず。野菜ジュースで野菜も補充できるので、健康的にやせられます。

ただし、あまりにも空腹なら無理は禁物。ガマンすればするほど、継続は難しくなりますし、リバウンドもしやすくなります。

間食代わりに飲むなら
午後2～3時が理想的！

小腹がすいて、どうしてもおやつが食べたい。そんなときは、ベジファーストパウダー入りの野菜ジュースを午後2～3時におやつ代わりに飲むのがおすすめ。

ではなぜ、午後2時～3時なのでしょう。

それは、脂肪細胞を作ったり、脂肪をため込むための酵素を増やしたりする働きをするＢＭＡＬ１（ビーマルワン）というたんぱく質の一種が、もっとも少ない時間帯だから。ＢＭＡＬ1は別名、肥満遺伝子ともいわれ、その量は時間によって変化し、それによって、脂肪をため込む力が変わるのです。

左ページの図のように、陽が昇るにつれてＢＭＡＬ1は減っていき、午後2～3時ごろが最も少なくなります。その後、夜がふけるにつれて増えていき、22時～深夜2時ごろにピーク。約20倍にも増えるといわれています。

そのため、夜遅く食べると、ＢＭＡＬ1が多いので、栄養分が脂肪として蓄えられ

何時に食べると太りにくい？
肥満遺伝子BMAL1の1日の増減グラフ

出典：日本大学薬学部　榛葉繁紀教授

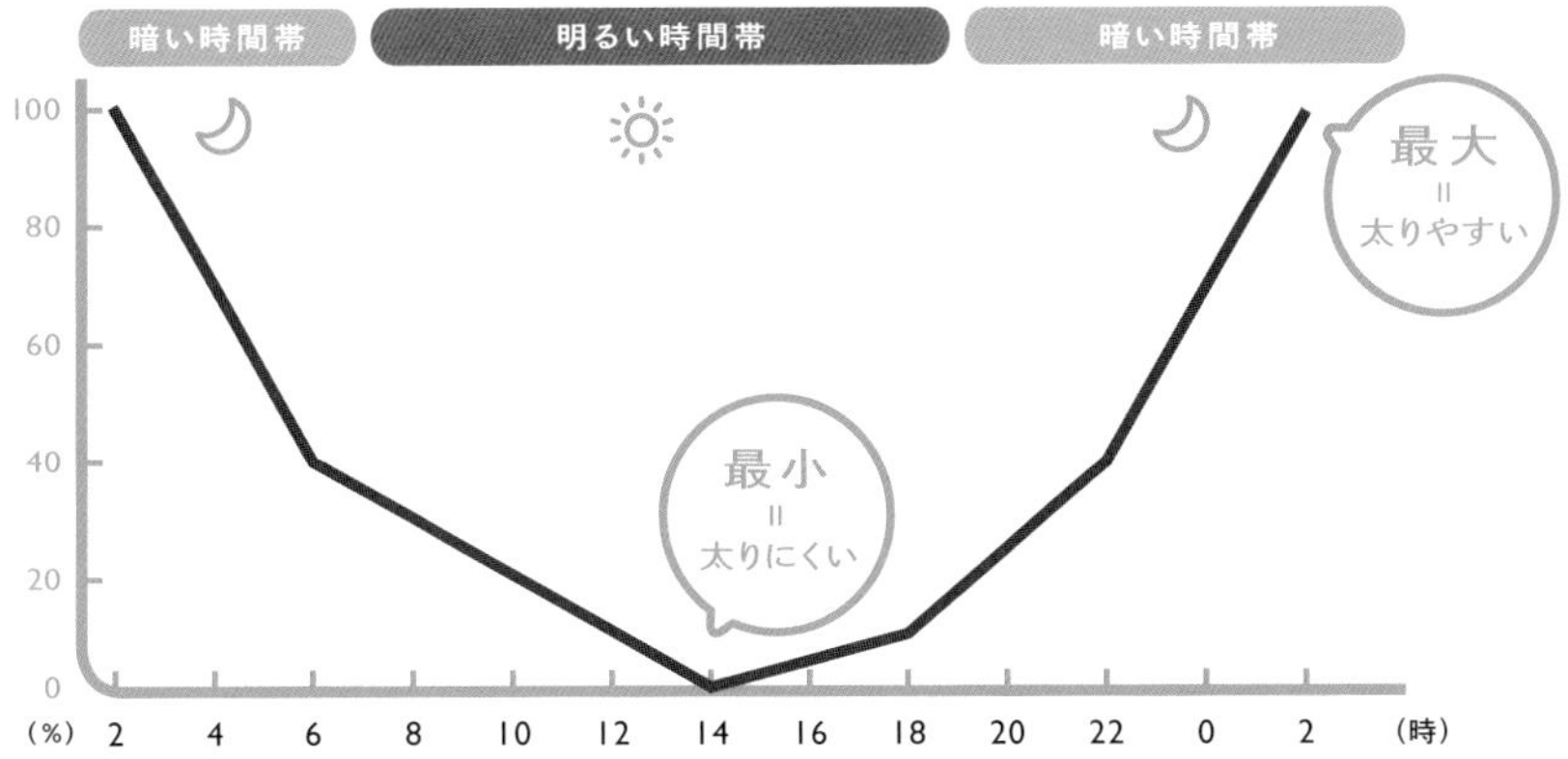

やすいのです。

同じものを食べても、日中と寝る前では脂肪のつき方が違うのはこのためです。

ボリュームの多い食事はBMAL1が少ないお昼に持ってきて、夜は軽めに、遅くとも午後9時ごろまでにすませるのがダイエットの鉄則といえるでしょう。

夕食の時間が遅くなることがわかっているなら、夕方におにぎりなどをおなかに入れて、夜は野菜ジュースや野菜を中心にした軽めのおかずですませてもいいですね。

ちなみにBMAL1は太陽の光を浴びると減るといわれているので、朝起きて朝日を浴びて体内時計をリセットし、朝食をしっかり食べることも大切なので、お忘れなく。

三角食べはもう卒業！

食べる順番を変えればもっとやせる

子どものころはごはん、おかず、汁物を少しずつ順番に食べる「三角食べ」をしましょうと教わった方も多いことでしょう。

しかし、野菜ジュースダイエットの効果をさらに上げるためには、野菜ジュースを飲んだあと、まずはサラダなどの野菜料理や汁物を食べきり、次に肉や魚のメインディッシュを食べきり、最後にごはんの順で、**一品ずつ食べきる「直線食べ」にシフト**しましょう。

最初に食物繊維豊富な野菜を食べることで、糖質の吸収がゆっくりになるので、血糖値の急上昇が抑えられ、インスリンによる脂肪のため込みを防ぐことができます。

また、早く満腹感を得やすいので、最後の主食を減らす効果も期待できます。

次ページのステップ1の野菜ジュースを飲まないときも、ステップ2〜4の順番は守って。

三角食べは一口食べるごとに味が変わるので、食欲がわきやすいという説もあります。

同じものだけを食べる方が飽きがくるので、食べすぎ防止の効果も期待できそうです。

食べる順番は

野菜ジュース ▶ 野菜 ▶ 肉・魚 ▶ ごはん

Step.1

野菜ジュースを飲む

まずはベジファーストパウダー入りの野菜ジュースを飲んで、血糖値が急激に上がるのを抑え、満腹感を得やすい状態にします。できれば食事の30分前、無理なら直前に。

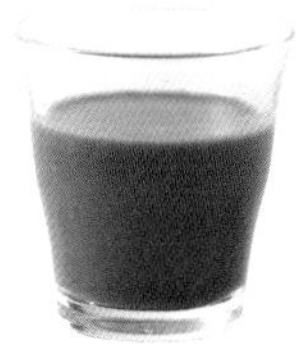

Step.2

野菜類や汁物の副菜を食べきる

次にサラダやおひたし、みそ汁など、食物繊維豊富な副菜をメインや主食の前に食べきることで、その後の食事で血糖値が上がりすぎないように体が準備をしてくれます。

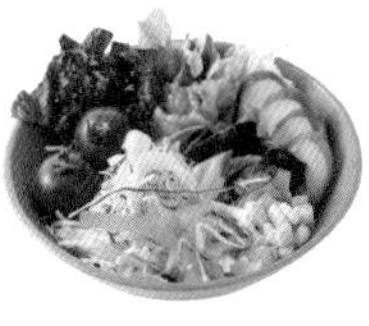

Step.3

メインディッシュを食べきる

肉、魚、卵などのたんぱく質を多く含むメインのおかずです。筋肉を作るたんぱく質不足による代謝の低下を防ぐため、主食は抜いてもステップ3までは進みましょう。

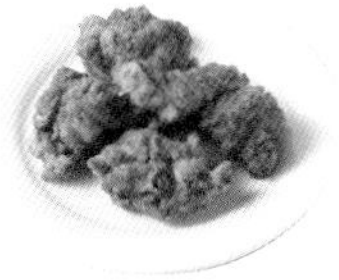

Step.4

ごはんやパンなどの主食を食べる

糖質を多く含む主食は最後に。エネルギーも高めなので、空腹の状態で食べないことで食べすぎを予防。いつもは1膳食べるごはんが半膳ですむかも！

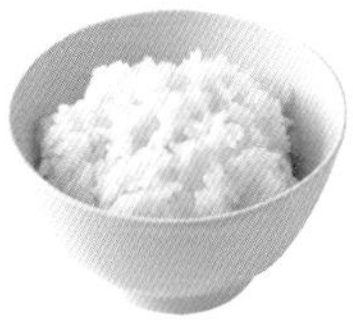

従来の三角食べ

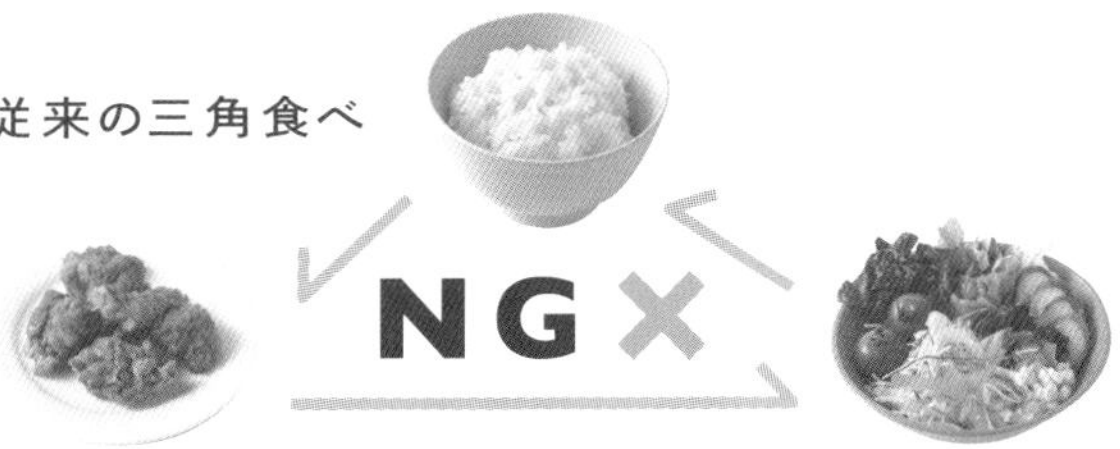

野菜ジュースダイエットの効果を高める４つの心構え

1 飲む直前にベジファーストパウダーを混ぜよう

先述のとおり、重曹は発泡することで満腹感が高まるので、あらかじめ野菜ジュースに混ぜて持ち歩いたり、冷凍したりすると、発泡が減少し、ダイエット効果がダウン。ベジファーストパウダーは必ず飲む直前に入れましょう。

混ざりにくいと感じる場合は、先に、グラスにベジファーストパウダーを入れてから野菜ジュースを注いでみてください。

混ざりやすさがアップします。

2 毎日続けようと意識しすぎない。まずは週４日を目標に

毎日続けるのが理想的ですが、がんばりすぎるとストレスの原因になりますし、１

こんなに足りない！世代別野菜摂取量の平均値

厚生労働省「平成30年国民健康・栄養調査」をもとに作成

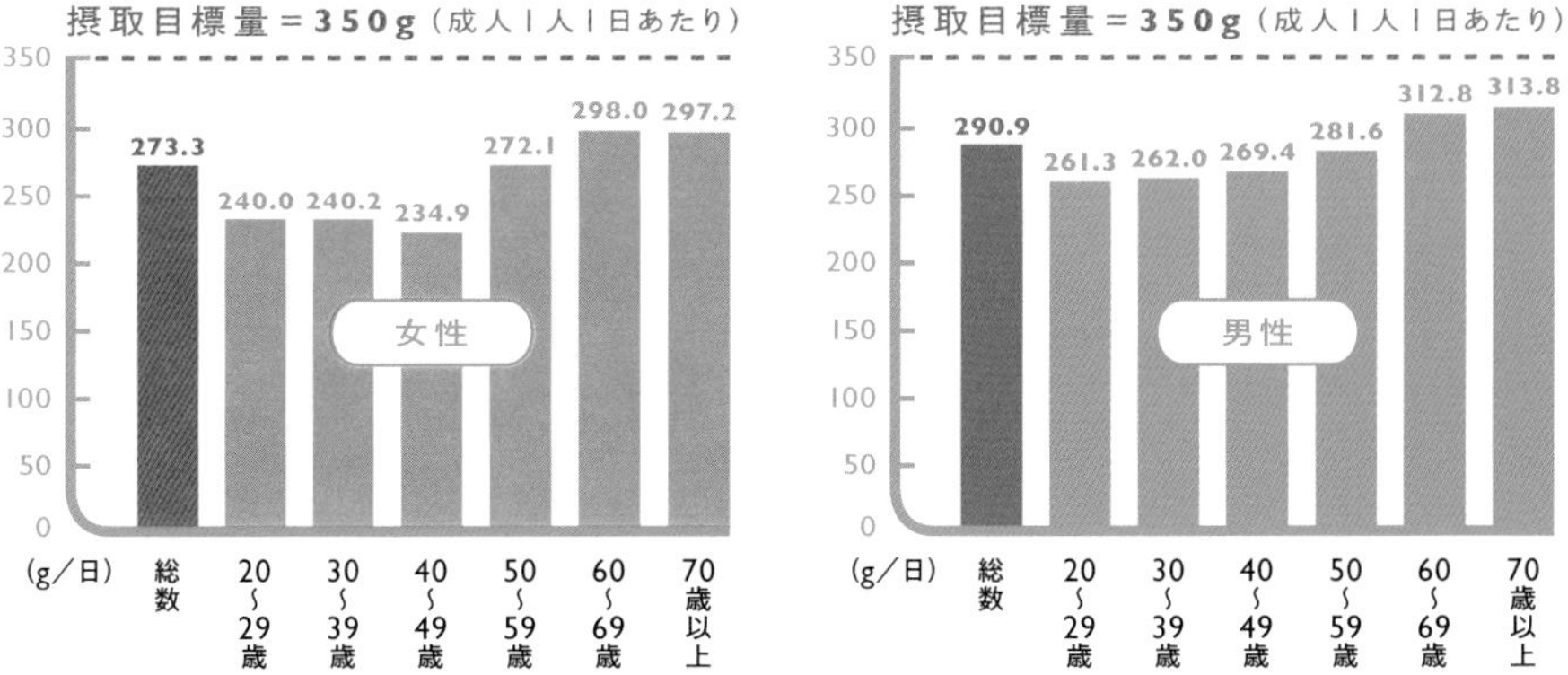

日でもできないとやめてしまう人も、少なくないようです。

新しい習慣は、週に４日以上行うと続きやすいという、アメリカの研究発表があります。

たとえ忘れたとしても、「明日やればいいじゃん」「週に３日は、休んでもいいんだから」ぐらいの軽い気持ちで、まずは取り組みはじめてください。

大切なのは、無理せず、長く続けていくことです。

3 野菜不足を意識して、健康的にやせよう

日本人は野菜不足。厚生労働省の発表では、１日に３５０ｇの野菜を摂取することが目標とされていますが、「平成30年 国民健康・栄養調査結果」によると、20才以上の平均野菜摂取量は男性が２９０・９ｇ、女性が２７３・３ｇ。

特に若い世代で野菜不足が目立ち、女性は平均で約80gも不足していることになります。

例えば、Part.3で紹介する「やせる野菜ジュース」に含まれる野菜の総重量は約40g。半分は補えるので、いつも食べている野菜の量を減らさずに、サラダやおひたしなど、野菜の副菜を付け加えれば、不足分の約80gを補うことができます。

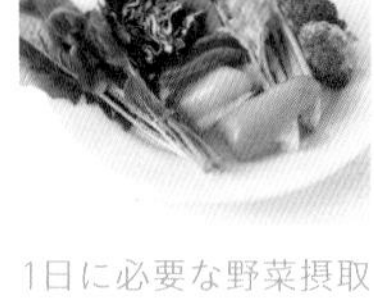

1日に必要な野菜摂取量 350g

4 ダイエット中こそ、たんぱく質はしっかり取ろう

通常、やせる野菜ジュースを飲むことであとの食事の量は減りますが、全く食べないのはNG。

ごはんやパンなどの主食を減らしたり、抜くのはOKですが、特にビタミンB_{12}を多く含む肉や魚などの動物性のたんぱく質はとるようにしましょう。

これが不足すると、もともとあった筋肉量も減って、代謝が落ち、やせにくい体になってしまいます。

Part.2

なぜ野菜ジュースダイエットでやせるの？

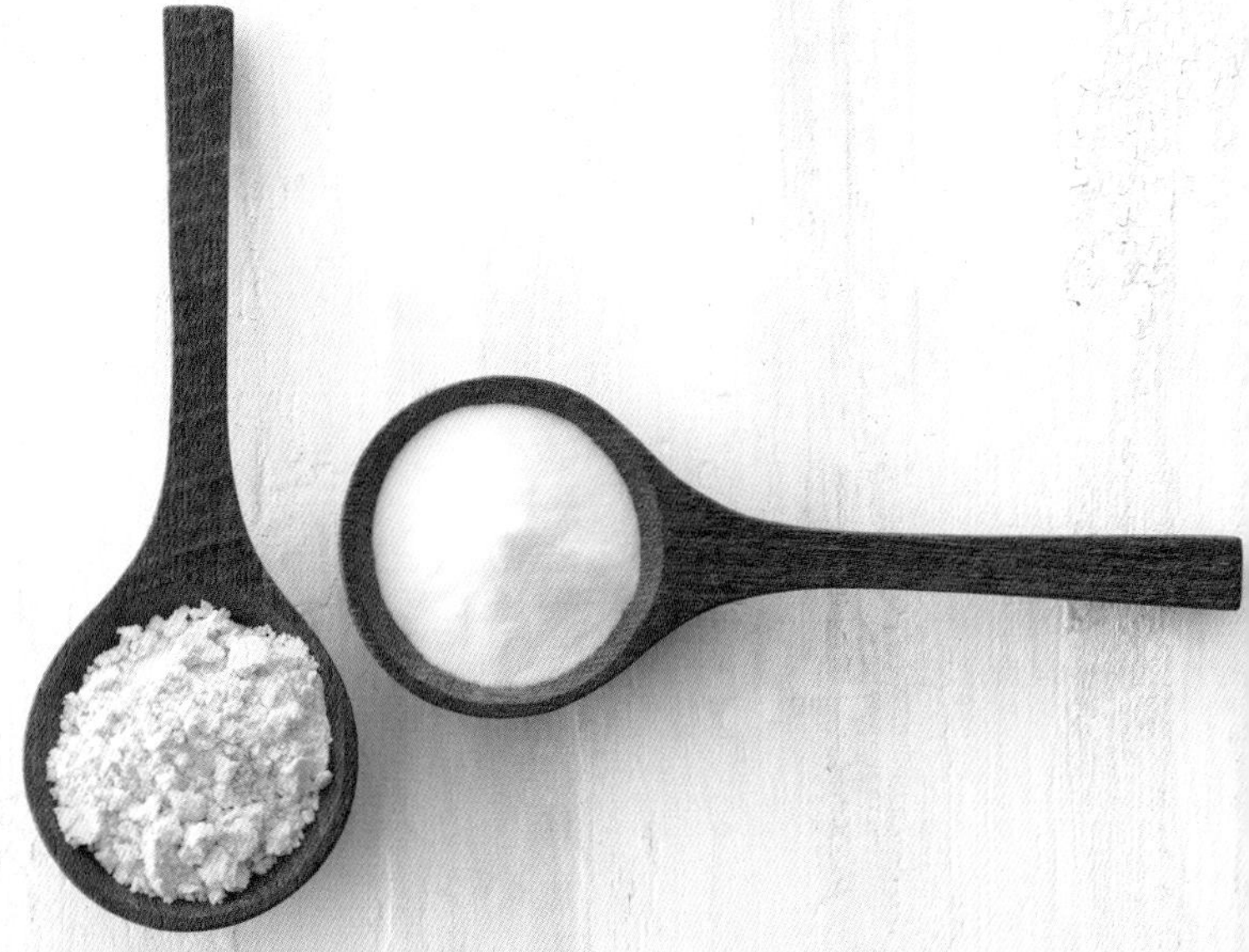

ベジファーストパウダーに含まれる満腹感の最強コンビ、おからパウダーと重曹。
その効果は、満腹感だけではありません。
その驚くべき即やせパワーの謎を解き明かし、野菜ジュースダイエットで
なぜやせるのかを解説します。
やせるしくみを知って納得すればモチベーションも上がります。

「ベジファースト」でやせるのは、血糖値の急上昇を抑えるから！

「糖質を制限しましょう」「カロリーを気にしましょう」など、世の中にはいろいろなダイエットの理屈があふれています。どれも大切なことですが、すべて気にしていたら、何を食べればいいのかわからなくなるという方も少なくないのではないでしょうか。

私が、**これだけは気にしてほしいと思うのが、食後の血糖値の急上昇**です。

最近、話題の「ベジファースト」とは、食事の最初に食物繊維豊富な野菜から食べることで、食後血糖値の急上昇を抑え、健康的にやせるダイエット法です。

左ページ上の図のように、通常食事をとると、血糖値が上がり、インスリンが出てエネルギー源になり、消費されます。食後約2時間以内には、血糖値も正常値に戻ります。

しかし、下の図のように食事を必要以上にとると、血糖値が急激に上昇、インスリンが大量に分泌され、エネルギーに変えるのではなく、脂肪の合成を促進《そくしん》してしまい、

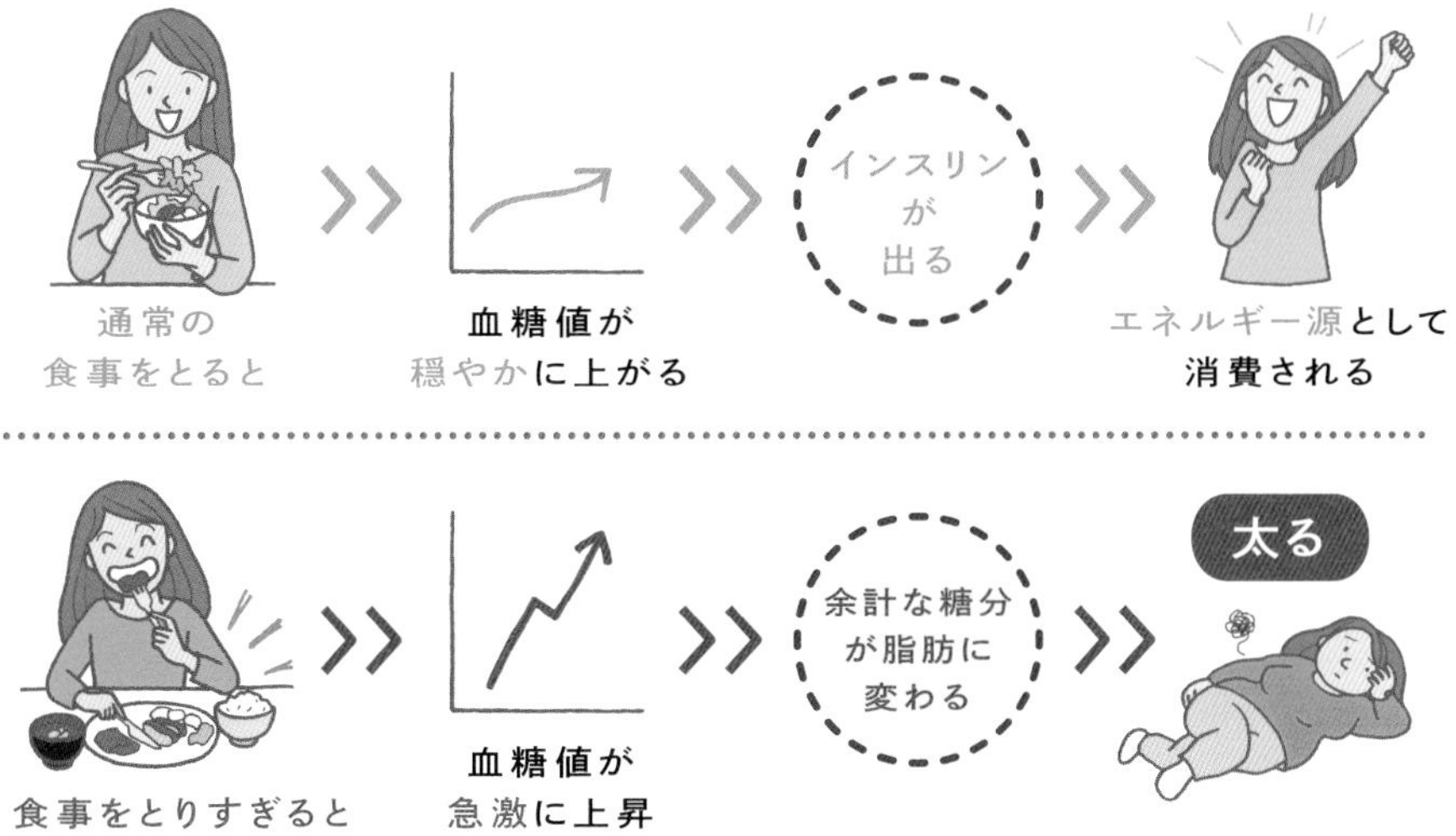
通常の
食事をとると
血糖値が
穏やかに上がる
インスリン
が
出る
エネルギー源として
消費される
食事をとりすぎると
血糖値が
急激に上昇
余計な糖分
が脂肪に
変わる
太る

余分な糖分を中性脂肪に変えて、体内に蓄積《ちくせき》することになり、太ってしまうのです。

血糖値はある程度は上がらないといけないのですが、急激に上がると、肥満につながるのです。

また、血糖値が急上昇したあとは急に下がり、体がエネルギー不足だと勘違いして空腹感を覚え、また食べてしまうという悪循環にも陥りがちです。

ベジファーストで食事の前に野菜をとると、食物繊維の働きで糖質の吸収がゆっくりになるので、血糖値の急上昇が抑えられ、インスリンによる脂肪のため込みを防ぐことができます。

また、血糖値の変動が緩やかになると、空腹も感じにくくなります。これがベジファーストダイエットでやせるしくみです。

血糖値急上昇をラクにコントロール！「野菜ジュースファースト」でやせる

前ページでは、食事の最初に野菜を食べる「ベジファースト」の食習慣が食後の血糖値の急上昇を抑え、ダイエットにつながるしくみを説明しましたが、サラダなどの野菜料理ではなく、**食前に野菜ジュースを飲むことでも、同様の効果がある**ことがわかりました。

左ページの表は白米摂取の10分前と30分前にサラダまたは野菜ジュースを、30分前に水をそれぞれ摂取したときの血糖値の上昇を示したグラフです。

この結果、食前に水だけを飲むより、食前にサラダや野菜ジュースを摂取した方が血糖値の上昇を抑えられることがわかりました。

サラダ、野菜ジュースともに10分前より30分前の方が血糖値上昇の抑制効果が高く、白米摂取の**30分前に野菜ジュースを飲むのが最も効果が高い**こともわかりました。

食事の30分前の野菜ジュースが最も血糖値を上げにくい

出典：カゴメ株式会社

白米摂取の10分前／30分前にサラダ、野菜ジュース、水をそれぞれ摂取して、血糖値（平均値）の変化を比べたデータ

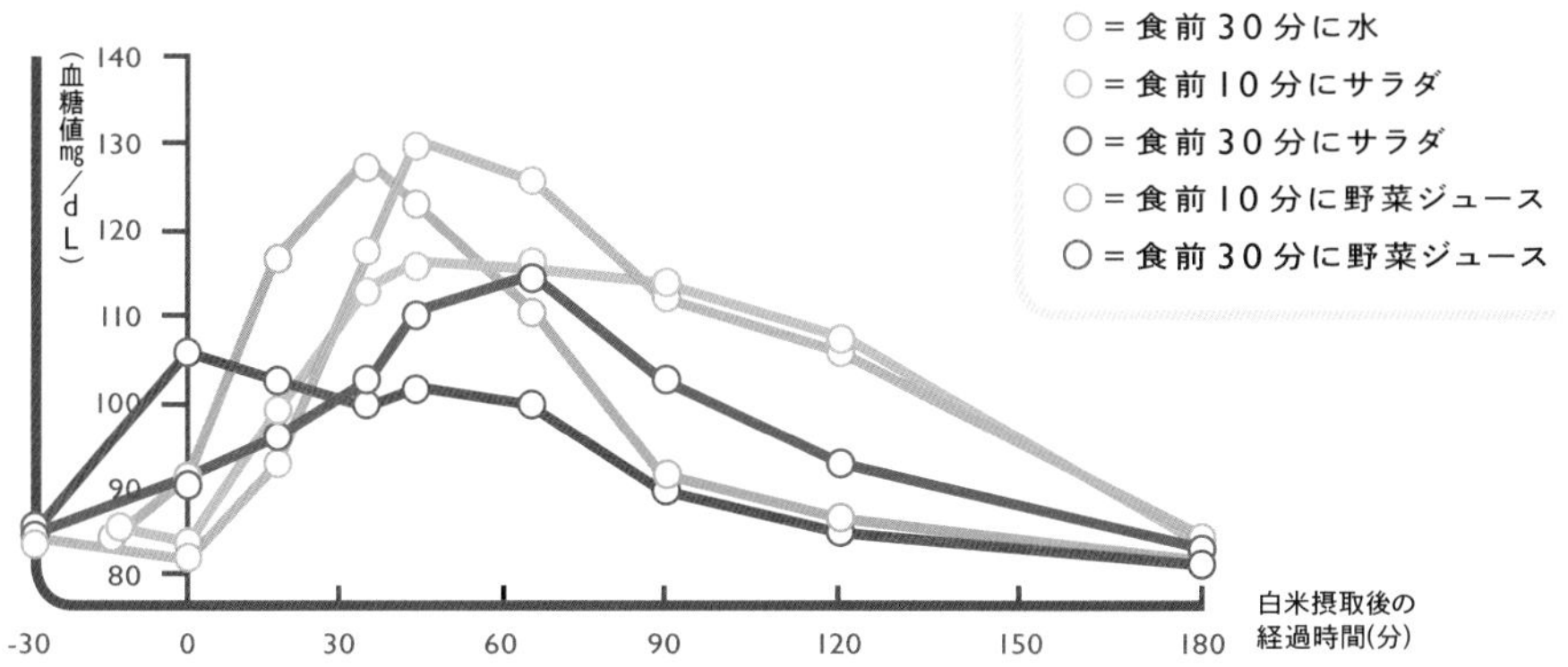

今回のベジファーストパウダーを使った野菜ジュースダイエットでも、できれば食事の30分前に野菜ジュースを飲むのが最もダイエット効果が高いといえそうです。

食事の30分前にサラダなどの野菜料理を食べることは難しくても、野菜ジュースであれば、どこでも簡単に飲むことができます。

ベジファーストパウダーを携帯し、市販の野菜ジュースに混ぜるだけ！　食前30分前の野菜ジュース習慣で、効率よくダイエットしましょう。

次ページで、2週間、サラダでベジファーストした人と、野菜ジュースでベジファーストした人を比べていますので、結果を見てみましょう。

2週間ダイエット対決！

サラダVS野菜ジュース どっちがやせる？

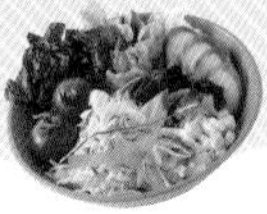

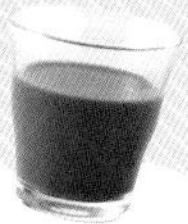

Juice

野菜ジュースチーム

１杯ですごい満腹感！ストレスゼロでやせられた!!

Before

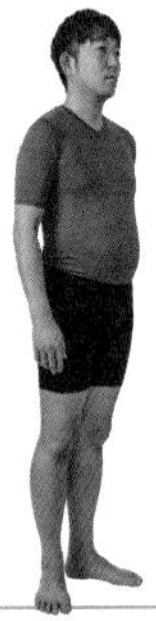

71.2kg

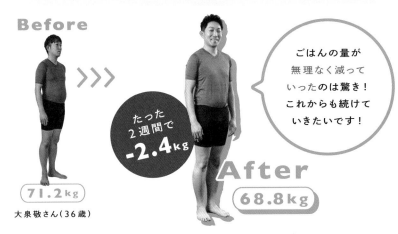

大泉敬さん（36歳）

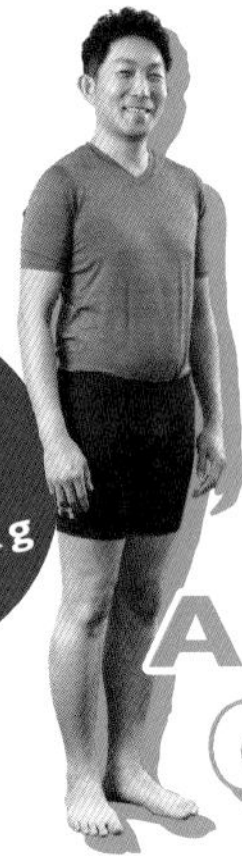

たった2週間で-2.4kg

After

68.8kg

ごはんの量が無理なく減っていったのは驚き！これからも続けていきたいです！

持ち運びがラク！外出先でも飲んでいました！

Before

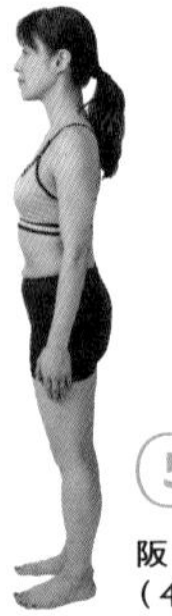

50.4kg

阪本のりこさん（47歳）

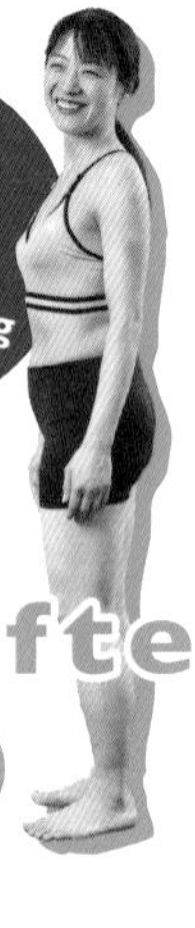

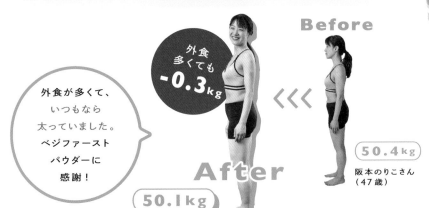

外食多くても-0.3kg

After

50.1kg

外食が多くて、いつもなら太っていました。ベジファーストパウダーに感謝！

男女２組が、１日１回食前にサラダを食べるチームと
ベジファーストパウダー入りの野菜ジュースを食べるチームにわかれて、
２週間のダイエット対決をしてもらいました！　結果は……

Salad

サラダチーム

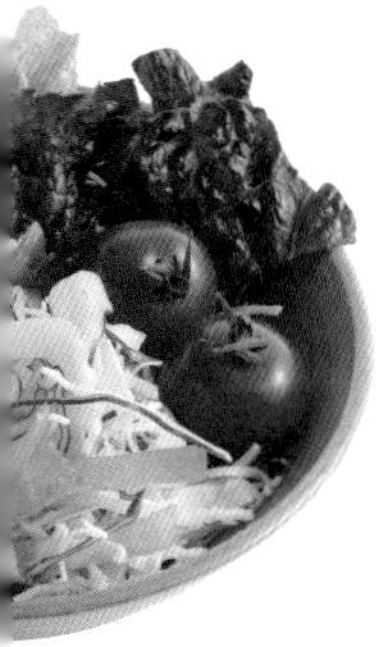

毎日、サラダ作りがんばりました

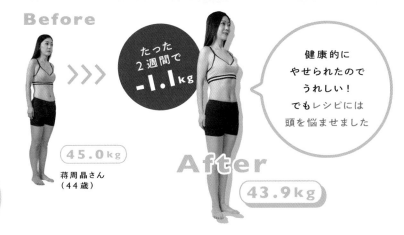

Before

45.0kg

蒋周晶さん
（44歳）

たった
２週間で
-1.1kg

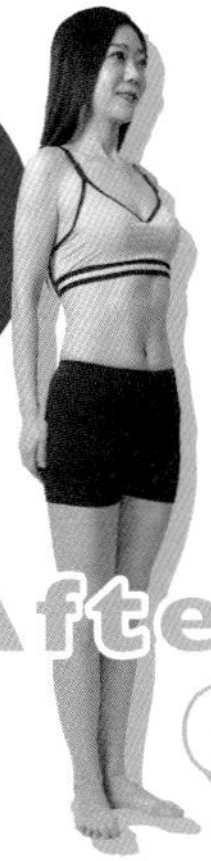

After

43.9kg

健康的に
やせられたので
うれしい！
でもレシピには
頭を悩ませました

さすがに3日で飽きがきましたね

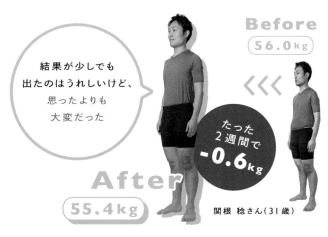

Before

56.0kg

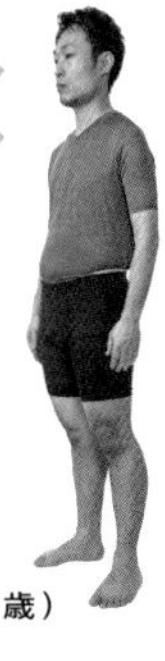

関根 稔さん(31歳)

結果が少しでも
出たのはうれしいけど、
思ったよりも
大変だった

たった
２週間で
-0.6kg

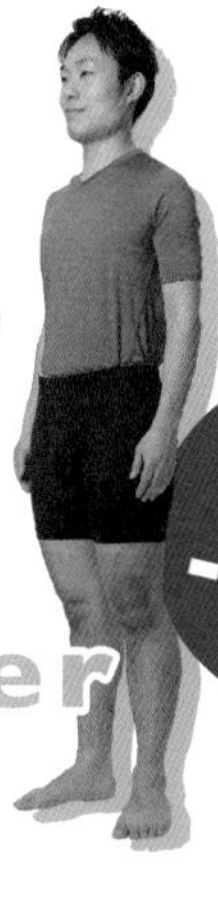

After

55.4kg

結論！

ベジファースト効果で
どちらもバッチリ
やせましたが、
続けやすいのは
野菜ジュースの方の
ようです。

朝1杯の野菜ジュースで、昼食後までやせ効果が続いていく

Part.1で、野菜ジュースは朝に飲むのがベストだと提案しました。

これは、**1日の最初にとる食事**（ファーストミール）**が次にとった食事**（セカンドミール）**の後の血糖値上昇にも影響を及ぼす**という、1982年にトロント大学のジェンキング博士が発表した**「セカンドミール効果」**の考えに基づいた提案です。

例えば、朝食で糖質が少なく、食物繊維の豊富な野菜や海藻などをたっぷりとっておくと、朝食後の血糖値の急上昇を抑えるだけでなく、次の昼食後の血糖値も上昇しにくいというわけです。

左ページの図のように、朝食におにぎりのみなど、炭水化物に偏った食事をとった場合と、食物繊維の多い麦ごはんとサラダなどをとった場合を比べてみると、後者の方が朝食後の血糖上昇が抑えられるだけでなく、昼食は両者全く同じ食事をとっても、

朝食の内容が昼食後の血糖値にも影響する

炭水化物主体の朝食（おにぎり）と食物繊維の多い朝食（麦ごはんとサラダ）を食べたあとの血糖値の推移

著者資料より作成

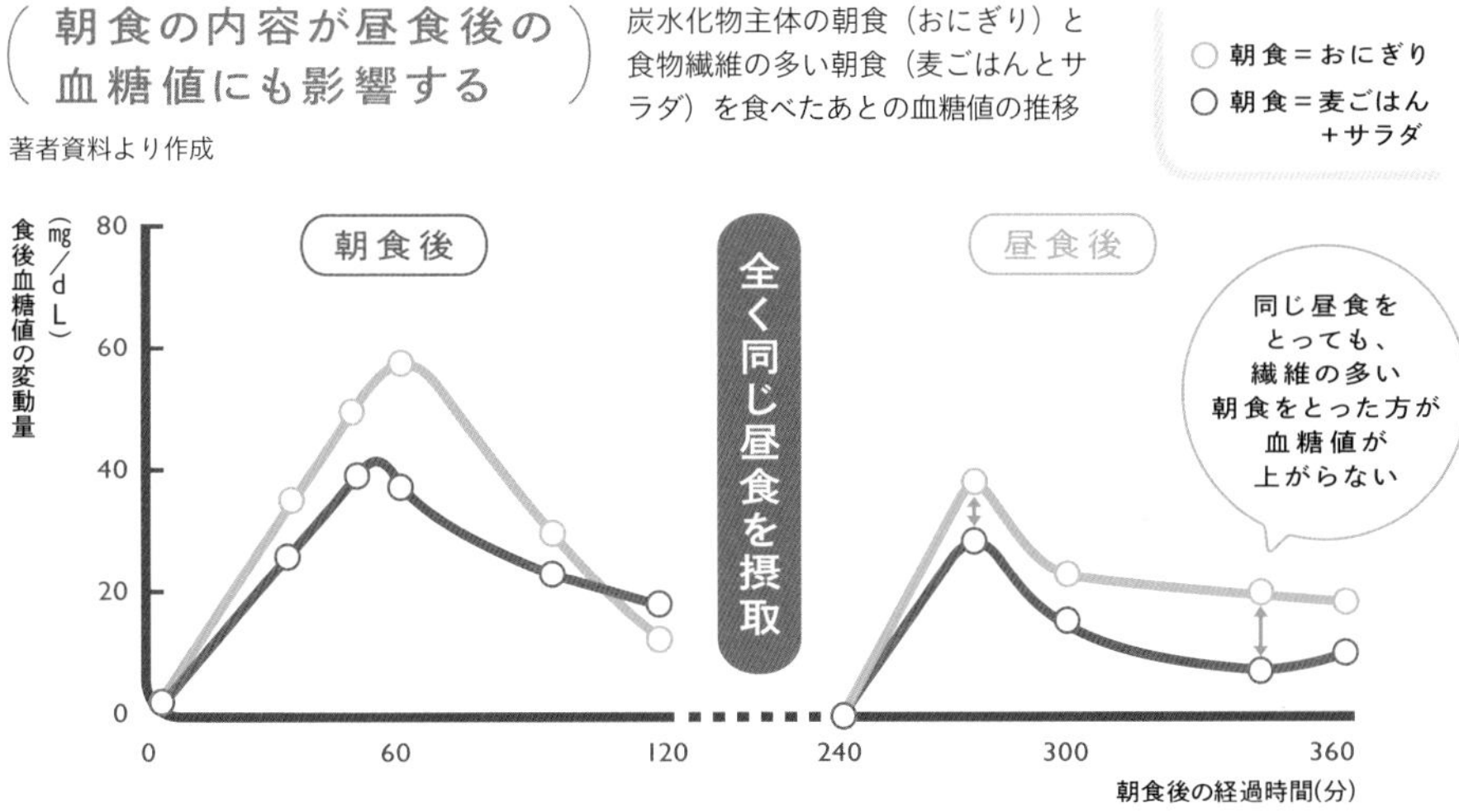

後者の方が昼食後の血糖値上昇も緩やかになります。

このセカンドミール効果で血糖値の急上昇を抑えることが、ダイエットにつながり、動脈硬化や糖尿病などのリスクを減らすことにもなります。

セカンドミール効果を上げるには、まず食物繊維を多く含んだ食品をとることが大切です。食物繊維が胃の中に入っていると、あとから食べるものの吸収を抑えてくれます。糖分が体内に吸収されにくくなると、血糖値の上昇も緩やかになるのです。

本書の野菜ジュースダイエットでは、朝食前に野菜ジュースを飲んだり、食物繊維豊富なベジファーストパウダーを加えることで、セカンドミール効果をさらに高めることが期待できます。

ベジファーストパウダーの満腹パワーで、ごはんの量が無理なく減少！

ベジファーストパウダーの一番の特徴は、ダイエットに重要な「満腹感」を非常に覚えやすい、おからパウダーと重曹という、２つの最強の満腹コンビを混ぜあわせたものであるということです。

何も加えていないただの野菜ジュースを食前に飲むのと、ベジファーストパウダー入りの野菜ジュースを飲むのとでは、ダイエット効果にかなりの違いがあります。

まずは、だまされたと思って、ごはんやパンなど、炭水化物の量をいつも食べている量の半分にしてみてください。

ベジファーストパウダー入りの野菜ジュースですでに満腹感を得ているので、主食を減らしても、それほど苦にはならないのではないでしょうか。

自然とご飯の量が減る

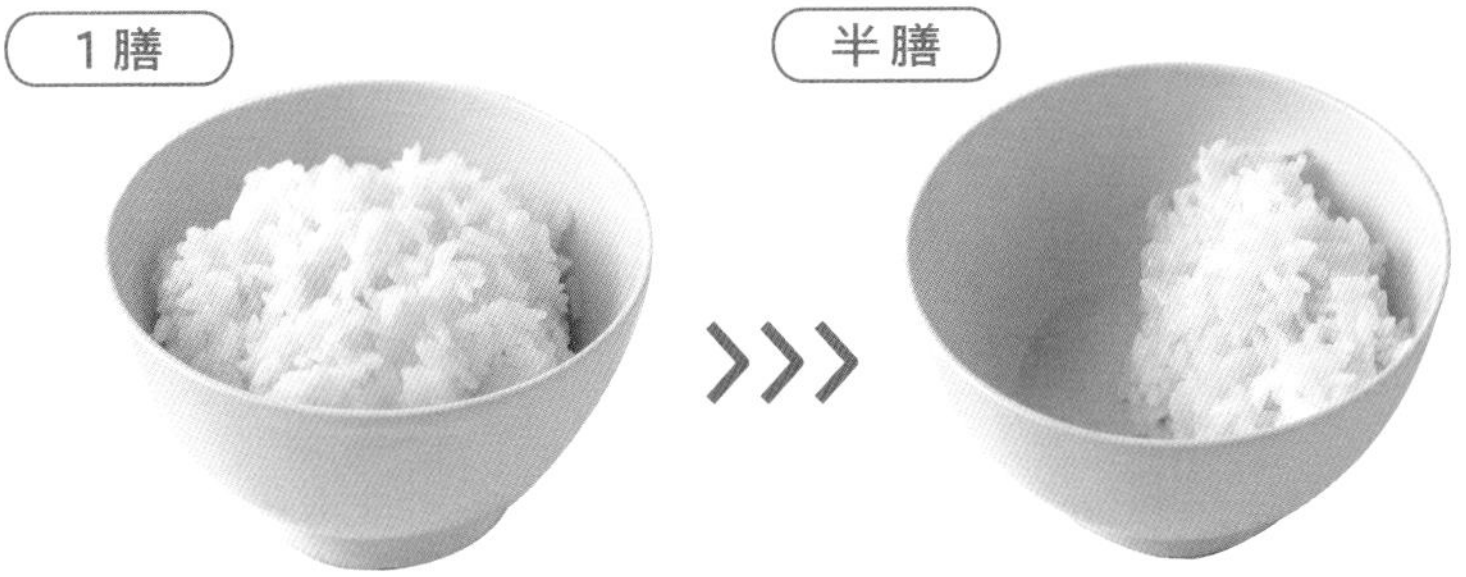

126Kcal・糖質26.6gOFF

例えば、ごはん1膳（１５０g）を半膳にするだけで、カロリーは１２６キロカロリー、糖質は26・6g減らせ、かなりのダイエットになります。

必要な摂取量を超えて、食べすぎが続くと、脳が満腹感を覚えにくくなってしまいます。

ある意味、満腹中枢《まんぷくちゅうすう》が狂っている状態です。

そういう状態だと、たくさん食べないと満腹感を得られなくなってしまいます。

食べる量を減らしていくと、自然と正常な量で満腹感を覚えられるようになります。

単に食べる量を減らすのは、非常につらいので、この満腹感を得やすい野菜ジュースの力を借りて、自然に食べる量を減らしていき、正常な状態へと戻していきましょう。

ダイエットの強い味方、重曹！炭酸ガスが胃を膨らませ、やせ体質に

ベジファーストパウダーに重曹が入っているということで「重曹を飲むの？」と顔をしかめられた方もいらっしゃるかもしれません。

台所や浴室の掃除などで使われているイメージが強く、あまり食べるというイメージがないかもしれませんが、ホットケーキなどのふくらし粉、山菜やたけのこのあく抜きなど、目立ってないだけで、**重曹は、食用でも多く使われているのです。**

そして、この重曹が野菜ジュースと組み合わさることで、高いダイエット効果が生まれます。野菜ジュースの中に含まれているビタミンCやクエン酸などの酸と融合すると、重曹がシュワシュワとはじけ、炭酸ガスが出ます。

この化学反応で生まれた炭酸ガスが胃の中で、胃壁《いへき》を刺激し、胃を膨らませることによって、すぐに満腹感を覚えるようになります。

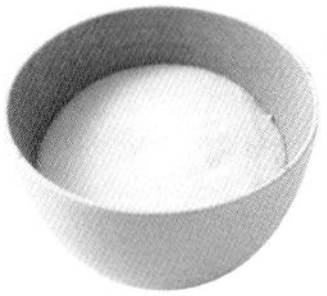

重曹の驚くべきダイエット効果

1
胃で発泡して満腹感を与える

2
炭酸ガスで基礎代謝がアップ、やせ体質に

3
腸を活性化し、便秘とぽっこりおなかを防ぐ

さらに、胃で発生した炭酸ガスは体熱の産生を促し放熱を抑制するため、体を温めます。

また、血液中の二酸化炭素を増やして血行を促進し、基礎代謝を上げてくれます。

それによって、同じ量の食べ物を食べてもより多くのカロリーを消費し、太りにくいやせ体質になるのです。

重曹で胃が膨らむと、腸に蠕動《ぜんどう》運動をはじめるように指令を出します。すると腸が活発に動きはじめ、便通を促します。

食べ物が腸に入ったときの反射は朝に最も強く起きるので、反射を高めるためにも、朝起きてすぐ、重曹の入りの野菜ジュースを飲めば、便秘解消効果もアップします。

便秘によるぽっこりおなかの改善にもつながるでしょう。

おからパウダーが、5倍に膨らみ、満腹中枢を刺激！

ベジファーストに入っているおからパウダー。手軽に買える食材でありながら、その高い栄養価、ダイエット効果が今、注目されている食材です。

おからとは豆腐《とうふ》を作るときに大量に出る大豆の搾《しぼ》りかすのこと。このおからを粉末にして乾燥させたものが「おからパウダー」です。

おからパウダーは水分を含むとゆっくりと大きくなって、胃の中で約5倍に膨らみ、満腹感を与えてくれます。

重曹は、すぐに炭酸ガスを発生して、飲んだ瞬間から満腹中枢を刺激しますが、おからパウダーは、ゆっくりと大きくなってくれるので、**持続した満腹効果が期待できます。**

この2つの満腹感により、ベジファーストパウダー入りの野菜ジュースを飲めば、食事の量が自然と減っていくのです。

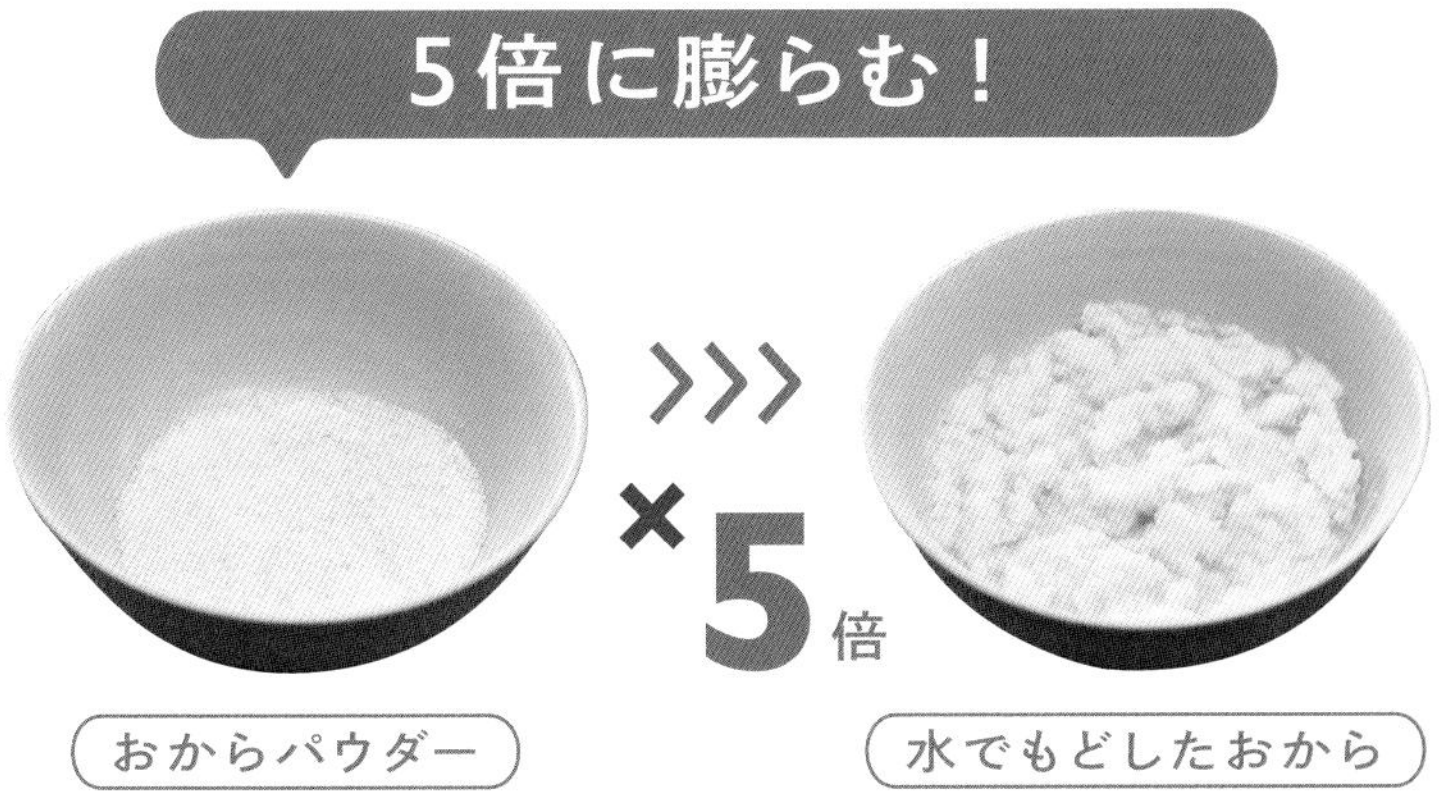
5倍に膨らむ！
×5倍
おからパウダー
水でもどしたおから

おからパウダーには、植物性の大豆たんぱく質が豊富に含まれています。

たんぱく質は筋肉を作るもとになり、基礎代謝の高い、やせやすい体になります。また、たんぱく質には胃の中に長くとどまり、満腹感を継続させる働きもあります。

満腹感だけが、おからのやせパワーではありません。おからパウダーに含まれるβコングリシニンには、**やせホルモン「アディポネクチン」の分泌を促す働きもあります。**

アディポネクチンは代謝サイクルを円滑《えんかつ》にし、インスリンの過剰分泌を抑えます。そして脂肪や糖の代謝を促し、中性脂肪と内臓脂肪を減らしてくれます。血管を丈夫にし、悪玉コレステロールを抑制することで、生活習慣病の予防にもなります。

おからパウダーは、ダイエット効果満載の食物繊維たっぷり！

左ページの図が示すように、おからパウダーはなんとその約半分が食物繊維！
このたっぷりの食物繊維が、野菜ジュースのベジファースト効果をグンと上げてくれます。ほかの大豆製品と比べても、**食物繊維の量は木綿豆腐の１００倍以上**と、ダントツです。

食物繊維には、不溶性《ふようせい》と水溶性がありますが、おからパウダーには主に不溶性の食物繊維が含まれています。不溶性の食物繊維は便の量を増やし、腸の蠕動運動を活性化させ、便通を促し、便秘を改善してくれます。腸の内部に便が停滞していると、代謝が悪くなります。腸内環境を整えることがやせやすい体作りにもつながります。

食物繊維は糖分の吸収を抑制します。糖分が体内に吸収されにくくなると、血糖値の上昇も緩やかになり、脂肪の蓄積を抑え、肥満を防ぎます。

（おからパウダーの栄養素）

一般社団法人徳島県薬剤師会調べ

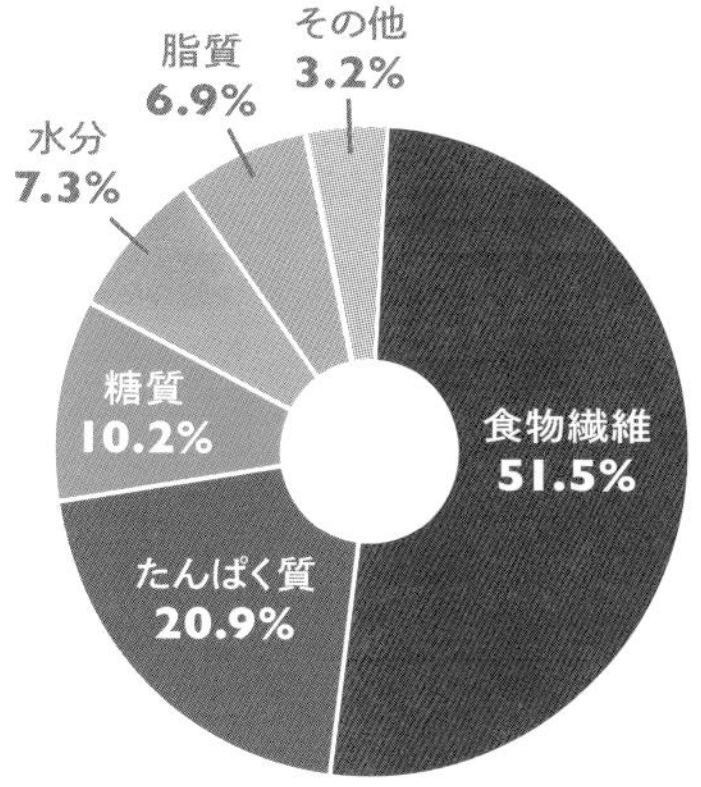

（主な大豆製品の食物繊維の量）

出典：日本食品標準成分表2015版（七訂）100gあたり

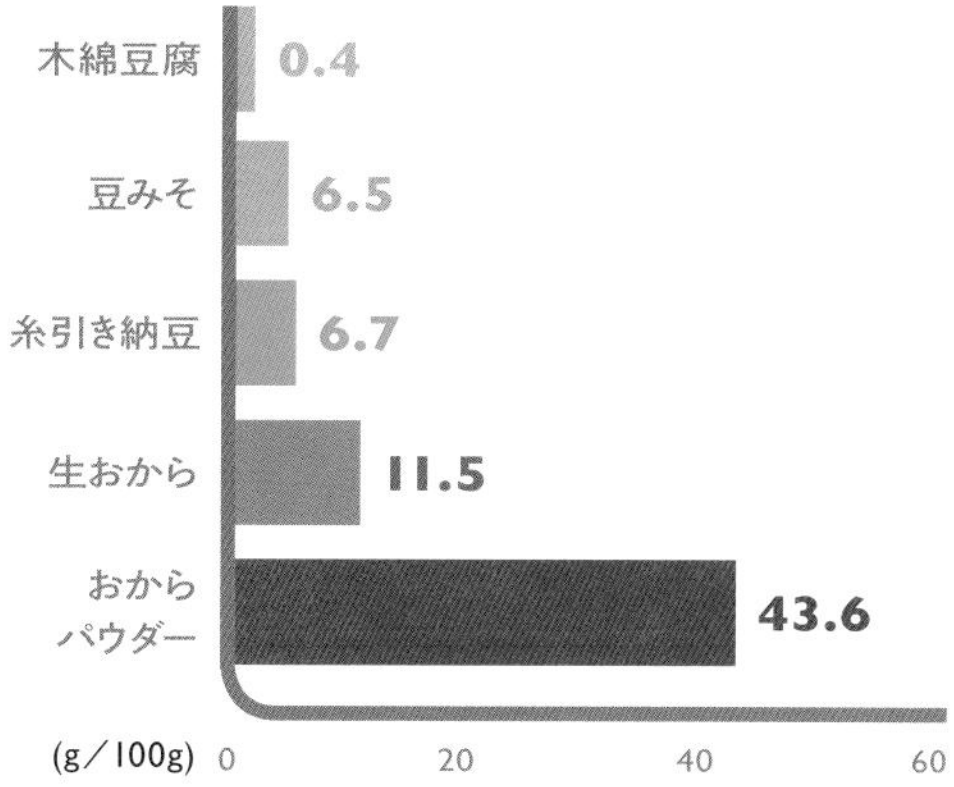

食べ物の胃での滞在時間を長くし、満腹感を得やすくする効果もあります。

厚生労働省が定める「日本人の食事摂取基準（2020年版）」によると、日本人が1日に必要とする食物繊維の量は女性が18g以上、男性が20g以上。しかし、日本人成人女性の食物繊維の摂取量は平均14・7gで、1日に3・3g不足していることになります。これはおからパウダー大さじ約1・2杯分。ベジファーストパウダー入りの野菜ジュース1杯強でOK。

おからパウダー大さじ1杯でレタス約1/2個、ごぼう約1/3個分の食物繊維を補うことができます。食物繊維はとりだめができないので、おからパウダー入りの野菜ジュースを毎日飲んで、健康的にダイエットしましょう。

Column

ぜひ習慣に！　野菜ジュースダイエットは「続けられる」ダイエット法

今回、いろいろな方に、野菜ジュースダイエットに挑戦してもらい、3週間で5kg以上体重が減ったという方もいらっしゃいましたが、一番うれしかったのは、ほとんどすべての方が「今後も続けたい」といってくれたことです。

たとえダイエットに成功しても、その9割がリバウンドしてしまうという実態があります。せっかくやせたのに、また一からやり直すというのは大変。太ったり、やせたりを繰り返すのは、体にも非常に負担がかかります。

リバウンドには、いろいろな理由がありますが、「ダイエットはやせるという目的のための手段」だと考えているからというのも、大きな理由の1つではないかと考えます。

目的を達成すれば、そのための手段は必要なくなるので、当然、やめてしまいます。そのうちもとの食生活に戻り、徐々に体重も増えていきます。

ダイエットはやせる手段ではなく、長く続け、体を健康に保つための「習慣」です。そして、習慣になるように、できるだけ簡単な、日常生活に組み入れやすい方法はないかと長年考えてたどり着いたのが、今回の野菜ジュースダイエットです。

ぜひ、食べる前に、ベジファーストパウダー入りの野菜ジュースを飲むことを習慣にしてみてください。

そして、体重が落ちても変わらず続けてみてください。

習慣であり続ければ、リバウンドもせず、もうダイエットに頭を悩ますこともなくなるのでしょう。

Part.3

野菜ジュースダイエットの効果アップ！

特製「やせる野菜ジュース」の作り方

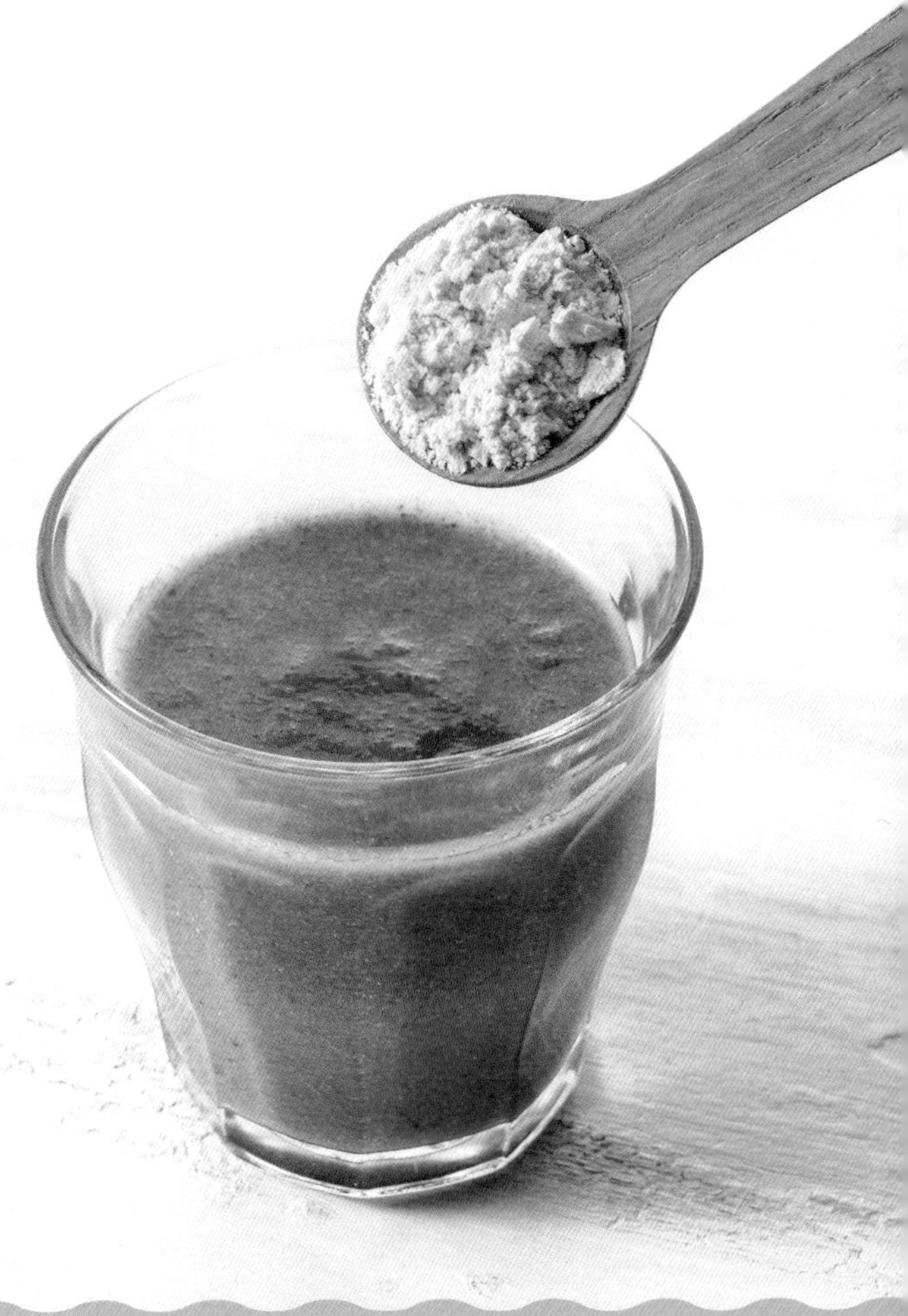

ベジファーストパウダーと５種の野菜＆果物を使った、
「やせる野菜ジュース」のレシピをご紹介。
このジュースこそが本書のタイトルにもなっている「特製野菜ジュース」です！
市販のジュースでもＯＫですが、すべてお手製の「やせる野菜ジュース」には、
よりやせ効果が上がる栄養がたっぷり。
「やせる野菜ジュース」を使ってダイエットを成功させましょう。

3分でできる！「やせる野菜ジュース」を作ってみよう！

市販の野菜ジュースとベジファーストパウダーを使った野菜ジュースダイエットはお手軽ですが、ミキサーをお持ちの方は、よりヘルシーで、ダイエット効果がアップする、本書特製の「やせる野菜ジュース」を作ってみましょう。

3分で簡単にできるので、ぜひ試してみてください。

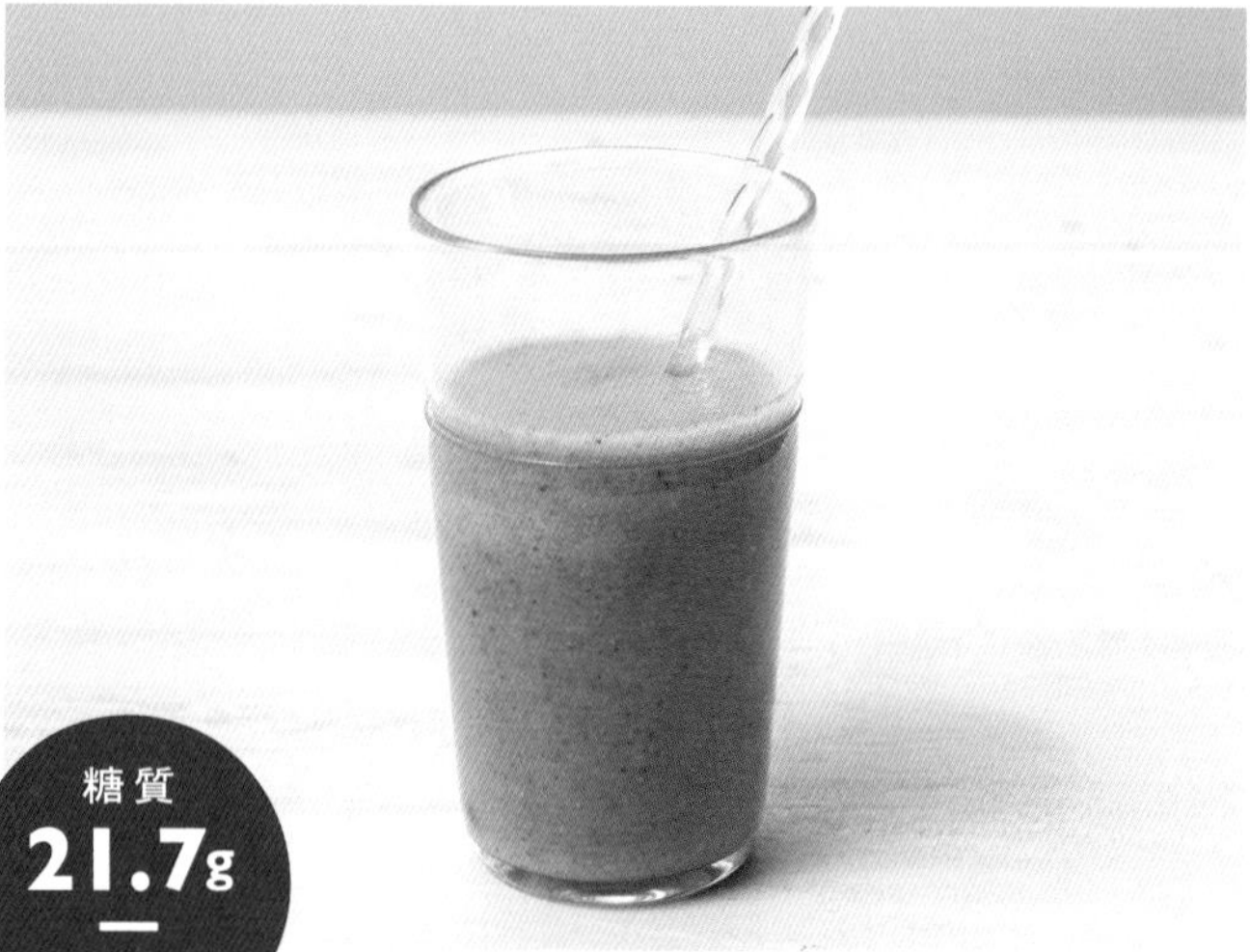

糖質
21.7g
119kcal

特製「やせる野菜ジュース」

材料（1杯分）

ほうれん草・1株
にんじん（皮付き）・2cm
りんご（皮付き）・1/4個
バナナ・1/3本
レモン・1/3個分（10cc弱）
水・100cc
ベジファーストパウダー
・大さじ1強

（ベジファーストパウダーの作り方はP30参照）

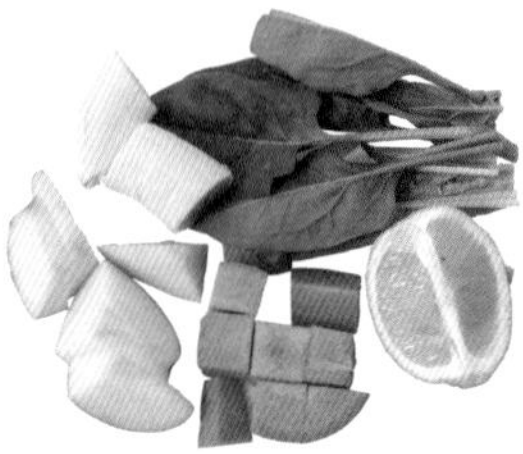

Step.1

野菜と果物を切る

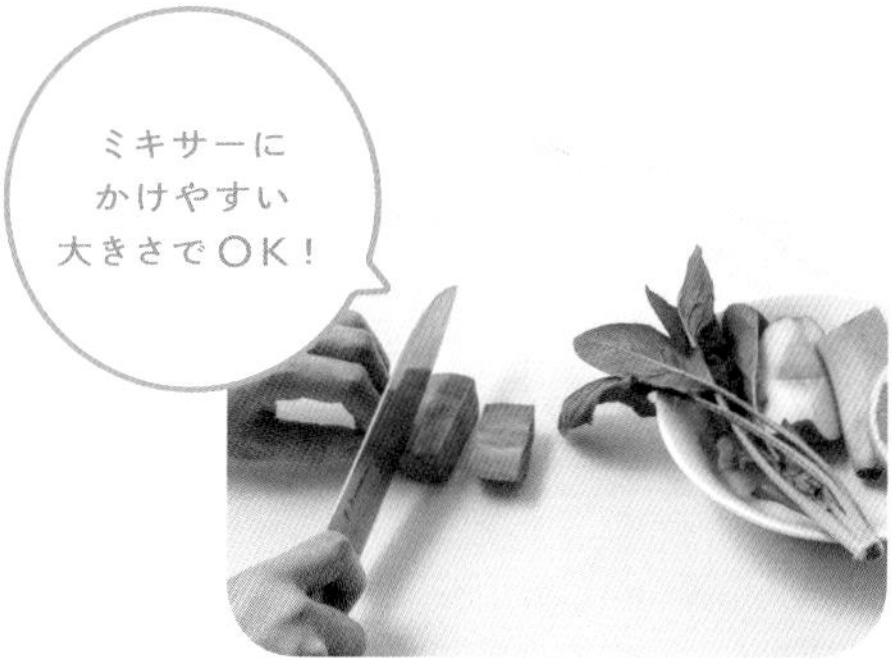
ミキサーに
かけやすい
大きさでOK！

ほうれん草は根元を落として半分に切る。にんじんは皮ごと一口大に切る。りんごはへたと種を除いて皮ごと一口大に切る。バナナは皮をむいて一口大に切る。レモンを搾る。

Step.2

ミキサーにかける

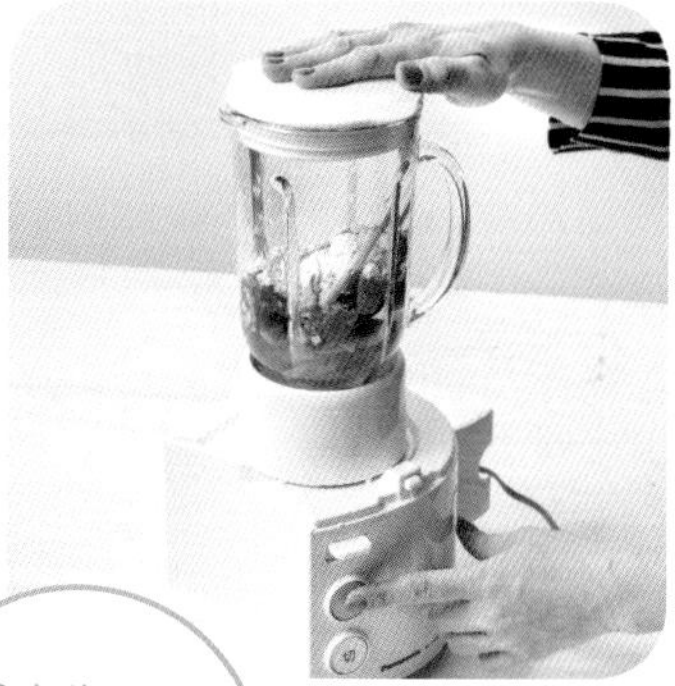

1で切った野菜と果物、搾ったレモン、水をミキサーに入れて攪拌《かくはん》する。ミキサーの機種で回す時間は異なりますが、にんじんが粗みじんで残るくらいのポタージュ状で止めた方が満腹感を得やすいです。

Step.3

ベジファーストパウダーを入れて混ぜる

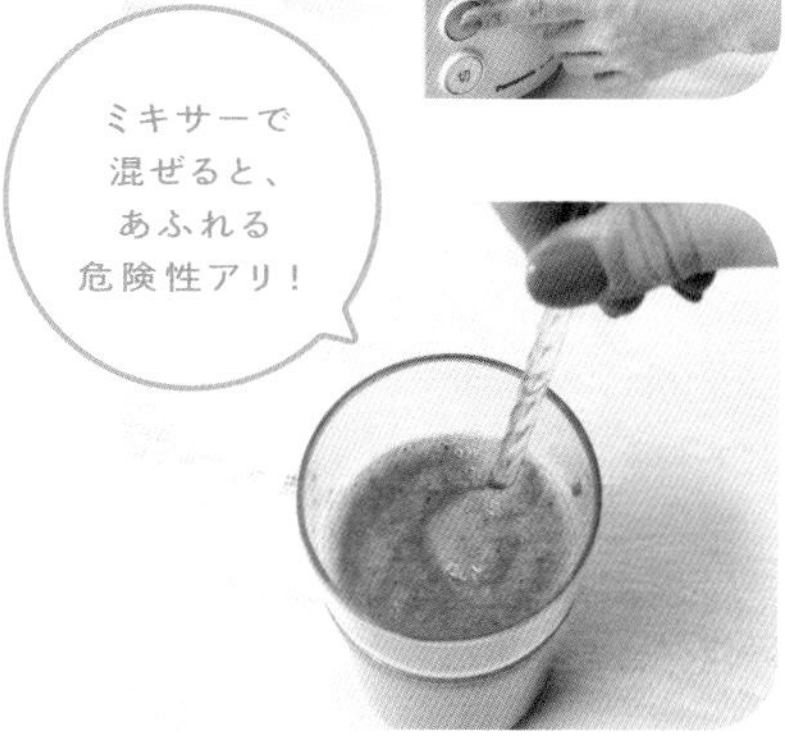
ミキサーで
混ぜると、
あふれる
危険性アリ！

グラスに注ぎ、ベジファーストパウダーを加えて、粉が溶けるまでマドラーなどでよく混ぜる。

ジューサーより ミキサーがおすすめ

ジューサーは野菜や果物の繊維質を取り除き、サラサラと口当たりのよいジュースが作れますが、ミキサーの方が繊維が残るので、満腹感を得やすく、やせ効果を期待できます。

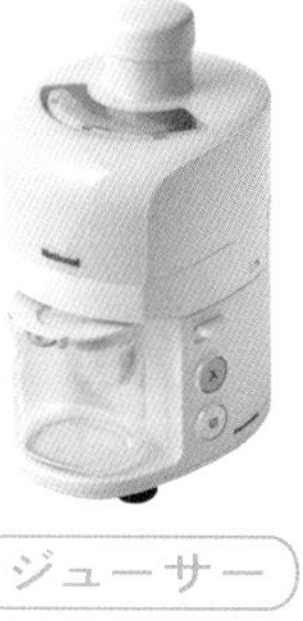
ジューサー

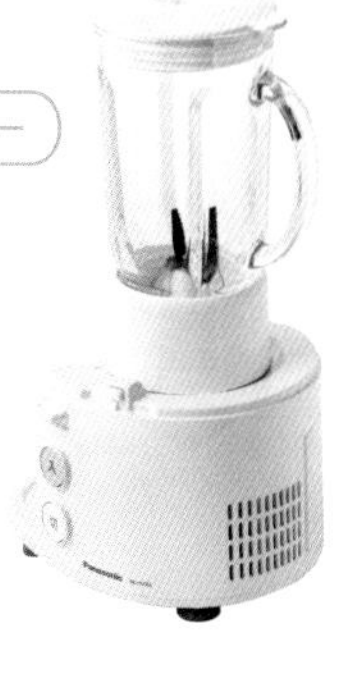
ミキサー

冷凍保存で作り置きもOK!

「やせる野菜ジュース」の保存法

毎朝野菜ジュースを作るのは面倒で続かないという方に朗報！　やせる野菜ジュースは冷凍保存できます。1週間分作り置きして、前日の晩に1杯分だけ冷蔵庫に移しておけば、翌朝すぐに飲むことができます。

やせる野菜ジュースをオフィスなどに持っていきたいという方も、ペットボトルなどに入れて凍らせておいて、そのまま持っていけば、ランチタイムには溶けて飲みごろに。

ジュースの品質を保つため、携帯する場合はその日中に飲みきりましょう。

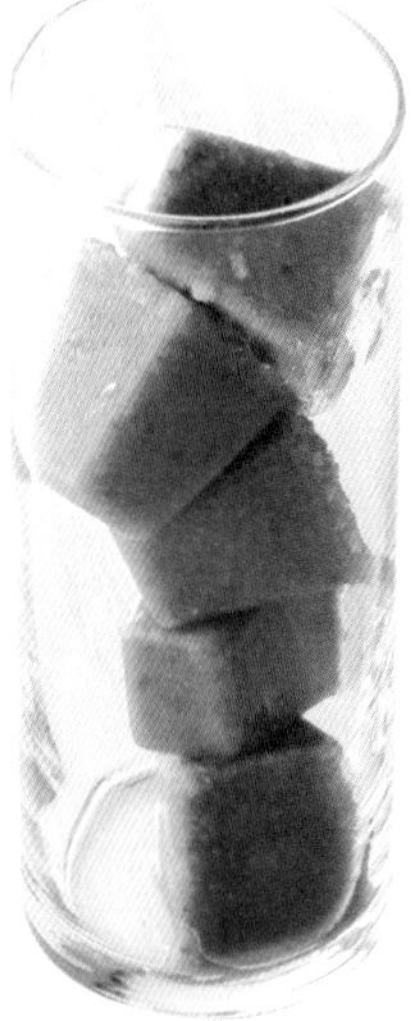

保存するときの注意点！

ベジファースト パウダーは必ず 飲む直前に入れて

冷凍保存する場合は、ベジファーストパウダーを入れない状態でジュースを作り、必ず飲む直前に混ぜるようにしましょう。凍らせてしまうと重曹が発泡しなくなり、満腹感を得にくくなります。

切った野菜を そのまま 凍らせるのはNG！

材料のほうれん草などをそのまま冷凍すると、繊維質が壊れて劣化の原因に。ジュースにしてから凍らせるようにしましょう。

製氷皿で冷凍

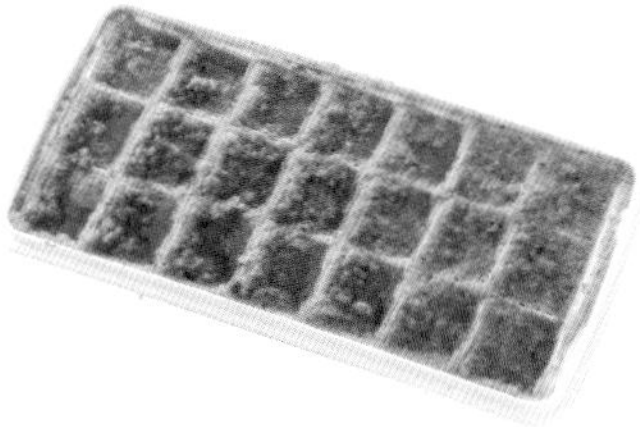

「やせる野菜ジュース」を製氷皿に入れて、冷凍庫で凍らせましょう。1杯分のキューブをグラスに入れて、自然解凍します。ベジファーストパウダーは入れずに作り、飲む直前に混ぜましょう。

フリーザーパックで冷凍

毎朝作る
手間が省けて
便利!

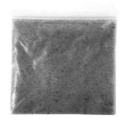

1週間分まとめて冷凍する場合、場所をとらないフリーザーパックが便利。1杯分ずつ入れて、室温で自然解凍します。翌朝飲む場合は冷蔵庫に移しておくと便利。

ペットボトルで冷凍

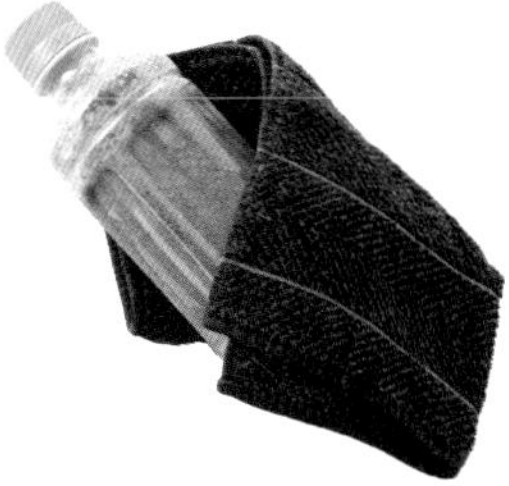

外に持ち歩く場合はペットボトルに入れて冷凍しましょう。凍ると膨張するので、ジュースの量より大きめのペットボトルに入れてください。持ち運ぶ際はタオルなどを巻いて。

シェイカーや魔法瓶で持ち運ぶと便利

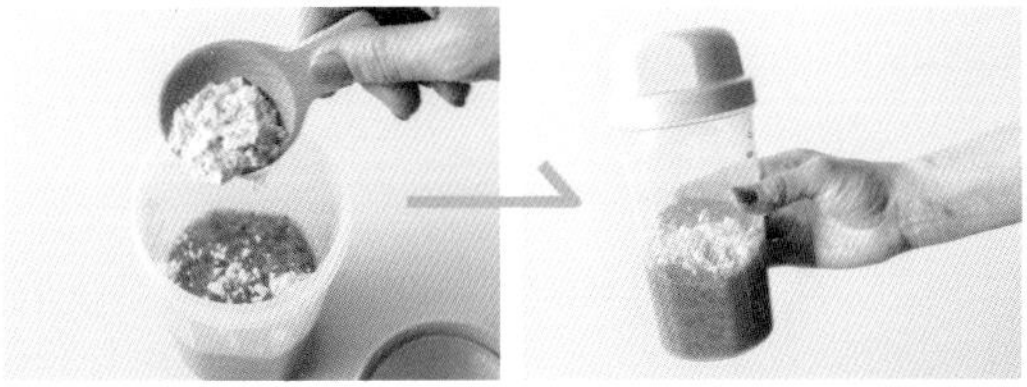

朝作ったやせる野菜ジュースを持ち運ぶ場合は、シェイカーや魔法瓶などに入れて携帯しましょう。その場合もベジファーストパウダーは必ず飲む直前に入れ、よく振ってから飲みましょう。

「やせる野菜ジュース」は、食物繊維が市販の野菜ジュースの約5倍！

今回紹介する「やせる野菜ジュース」は、Ｐ30で紹介したベジファーストパウダー（おからパウダー＋重曹）に5種類の野菜と果物を加えたもの。

ただのカロリーオフではなく、ビタミンやミネラルを補給でき、健康的なダイエットに必要な栄養素を盛り込んだジュースです。

その一番の特徴は、**一般の野菜ジュースにはほとんど入っていないたんぱく質が含まれていること。**基本的に、たんぱく質が多く含まれている食べ物の方が、満腹感を得やすいといわれています。

おからパウダーを入れることによって、1杯で約2・6gのたんぱく質をとれるので、119キロカロリーと低カロリーでありながら、満腹感を得やすく、あとの食事の食べすぎを防いでくれます。

やせる野菜ジュース 1杯には、 ＝ セロリ 3.7本分の

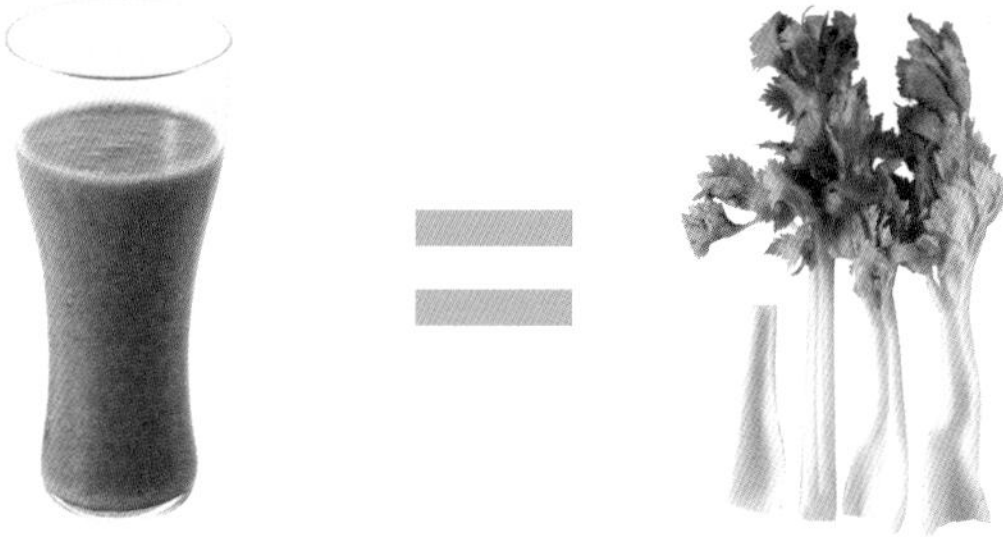

食物繊維が、含まれています。

もうひとつの特徴は、食物繊維を豊富に含んでいること。

おからパウダーをはじめ、りんごやにんじんを皮ごと入れることで、食物繊維の量がさらに増え、1杯あたり5・6g。セロリ3・7本分、レタス1・1個分の食物繊維をとることができます。

これは一般的な市販野菜ジュースの約5倍！

日本人は1日に約5gの食物繊維が不足しているといわれていますが、やせる野菜ジュースを1杯飲むだけで、その不足分を補うことができるのです。

食物繊維をたっぷりとると、糖質の吸収がゆっくりになるので、血糖値の急上昇を抑え、ダイエットにつながります。

健康的にきれいにやせる！

5つの野菜と果物の栄養素が ダイエットを強力サポート！

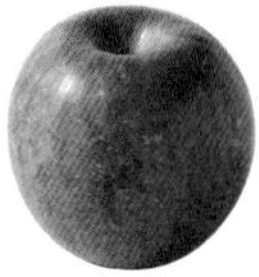

りんご

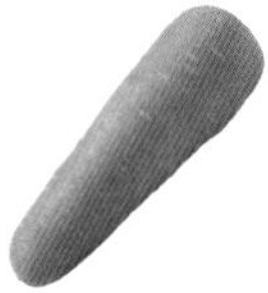

にんじん

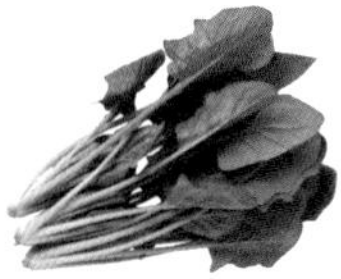

ほうれんそう

食物繊維

- 血糖値の急上昇を抑え、肥満を防止
- 腸内環境を整えて、便秘を予防

チラコイド

- 満腹ホルモンを分泌し、食欲を抑える
- 血糖値の急上昇を抑え、肥満を防止

りんごポリフェノール

- 抗酸化作用でアンチエイジング
- 血行を改善し、代謝アップ

βカロテン

- コレステロールの合成を抑え、血中脂質を抑制
- 抗酸化作用でアンチエイジング

カリウム

- 塩分の排泄を促し、むくみを防ぐ
- 高血圧や便秘の予防

葉酸・鉄

- ダイエット中に陥りやすい貧血を予防
- 血行促進、代謝アップでやせやすい体に

「やせる野菜ジュース」は、
ダイエット効果の高い5つの
野菜と果物を
選りすぐりでブレンド！
こんなにたくさんの
やせ栄養素が詰まっています。

1杯で
こんなに
栄養補給できる

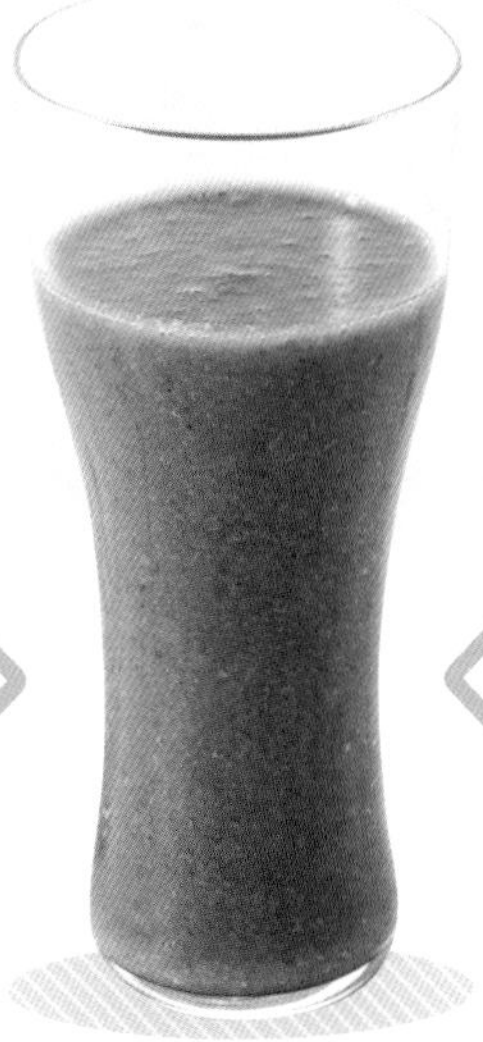

レモン

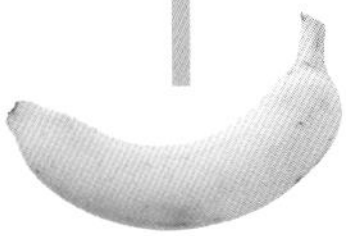

バナナ

クエン酸

- 重曹の発泡性を高め、満腹感を与える
- 糖や脂肪を代謝してエネルギーを生みだす

エリオシトリン

- 抗酸化作用でアンチエイジング
- 脂肪の吸収を抑え、肥満を防ぐ

ビタミンC

- 細胞の代謝アップ、脂肪の蓄積を抑制、肥満を防ぐ
- メラニン色素の生成を抑制し、シミ・シワ予防

フラクトオリゴ糖

- 善玉菌を増やし、便秘を予防
- 血糖値の急上昇を抑え、肥満を防止

ビタミンB群

- 糖質や脂質の代謝を助けて肥満を防ぐ
- 新陳代謝を促進

野菜ジュースダイエットQ&A

Q1
やせる野菜ジュースにベジファーストパウダーを入れても、うまく混ざりません。

A

ベジファーストパウダーを使わず、おからパウダーだけを野菜や果物、水と一緒にミキサーにかけてみてください。重曹は、グラスに注いだあとで混ぜましょう。

Q2
やせる野菜ジュースは1日何杯まで飲んでいいですか？

A

1日1回より3回、毎食前に飲む方がダイエット効果はありますが、やせる野菜ジュースには、塩分は1杯0.7gあります。塩分の取りすぎにならないよう、1日3杯を上限にしましょう。

Q3
市販の甘い野菜ジュースって太りませんか？

A

砂糖がたっぷり入ったジュースは太るので、なるべく砂糖不使用の野菜ジュースを選びましょう。果物に含まれる果糖は砂糖に比べて血糖値を上げにくいのが特徴です。夜遅く飲むと脂肪がつきやすいので、遅くとも寝る3時間前までには飲むようにしましょう。

Q4
ベジファーストパウダー入りの野菜ジュースを飲むとげっぷが止まりません。

A

重曹の発泡作用で、体質によってはげっぷが出やすくなる方もいるようです。重曹の量を減らしてみましょう。

Q5
重曹の味がどうしても苦手です。入れなくてもいいですか？

A

どうしても苦手な場合、重曹なしで、おからパウダーだけを入れましょう。多少ダイエット効果は落ちますが、おからパウダーだけでも満腹感は得られます。

Q6
食前にサラダを食べるのと野菜ジュースを飲むのでは、どちらがやせますか？

A

サラダと野菜ジュースで食後血糖値の上昇を調べると、食事の30分前に野菜ジュースを飲むのが一番血糖値が上がりにくいことがわかりました（P51表参照）。さらに、今回紹介した野菜ジュースは重曹やおからパウダーの働きで胃が膨らんで、満腹感が持続するのが最大のメリットです。

Part.4

ダイエットだけじゃない！

「やせる野菜ジュース」の すごい健康効果

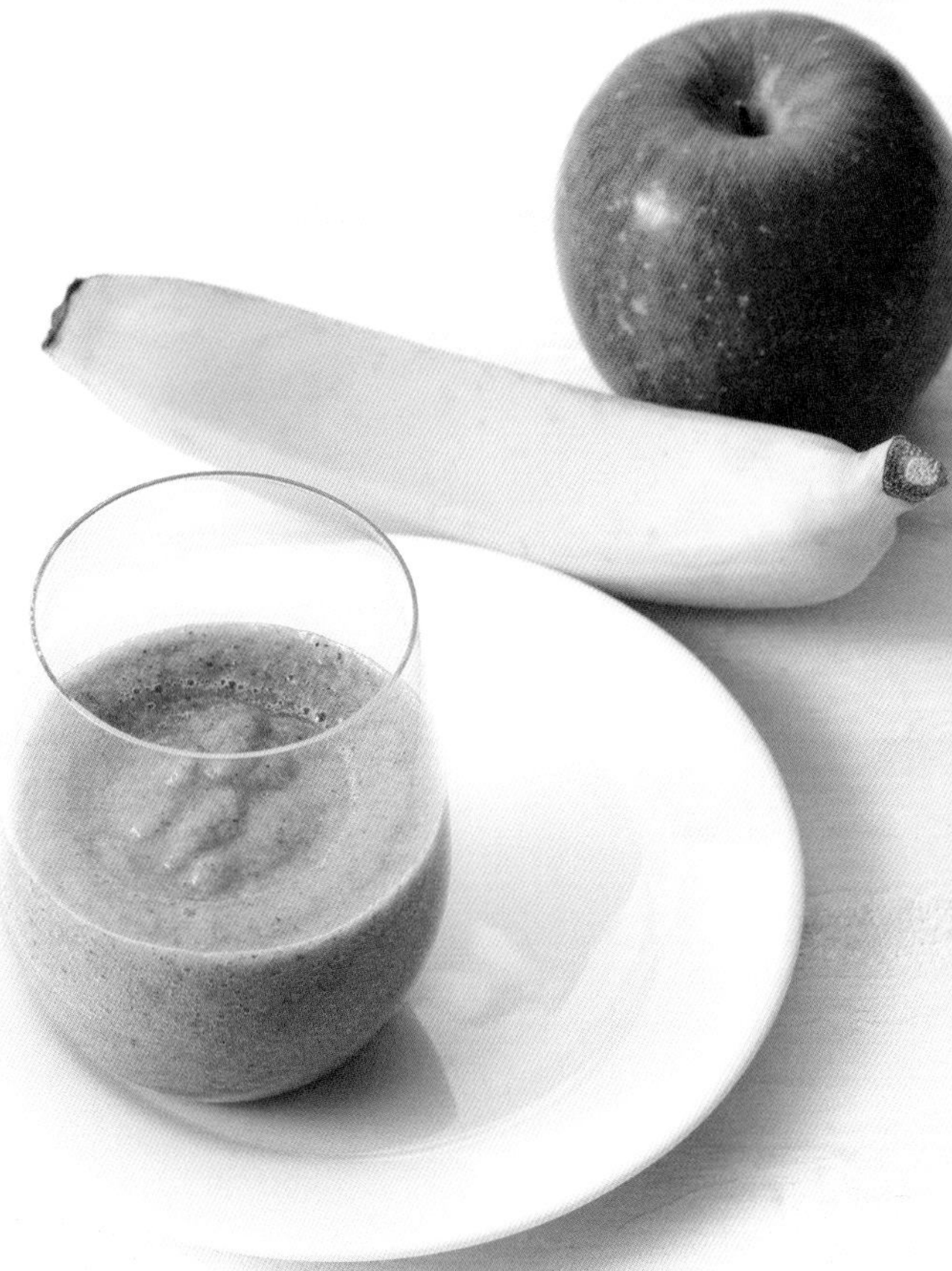

Part.3で紹介した「やせる野菜ジュース」には、
ダイエットのほかにも美肌や疲労回復をはじめ、
さまざまな美容・健康効果があります。
それらの効果をさらに高めるちょい足し食材もご紹介します。
やせる野菜ジュース（P66-67）にあと一品プラスして
もっときれいに健康になりましょう！

「やせる野菜ジュース」は免疫力もＵＰ
家族で一生楽しめる健康野菜ジュース！

やせる野菜ジュースという名前ですが、野菜の栄養素がぎゅっと詰まっており、その効果は、「やせる」だけじゃありません。

次の項から紹介する健康効果だけでなく、やせる必要がない人も、ご高齢の方も、お子さんも、すべての人に必要な栄養素たっぷりの、家族みんなで飲みたい特製健康野菜ジュースです。

ご高齢の方の寝たきりにつながる筋肉不足の解消、お子さんの脳と体の成長に欠かせないたんぱく質がたっぷり入っています。

甘みもしっかりあるので、ほうれん草やにんじんなどの野菜が嫌いというお子さんには、特におすすめです。

おやつの代わりに出してあげるのもいいでしょう。

免疫力を司《つかさど》るという腸を元気にする食物繊維もたっぷり入っています。

インフルエンザや新型の感染症を防ぐには、手洗いやうがいなどの予防対策をしっかりとするとともに、体の免疫力を上げることが大切です。

何より食物繊維は今、注目の栄養素。２０２０年１月、国立がん研究センターの研究チームが、９万人の追跡調査から「食物繊維を多く食べると、死亡リスクが約２割下がることがわかった」と発表しています。

さらに、便秘、疲労、不眠などの不調の改善や集中力、記憶力のアップも期待できます。

毎日を元気に暮らすために必要な栄養素が多く含まれているので、「自分はもうやせたから」といって飲まなくなるのはもったいない。やせたあとも毎日、青汁や牛乳のように１日１杯は、引き続き飲んでみてください。

もちろん、食事も一緒にとった方がいいですが、忙しくて朝ごはんがどうしても食べられないときに１杯飲むのもいいかもしれません。

ぜひ作り置きをして、いろいろなシーンで飲んでみてください。

ただし、やせている方やお子さんに出すときは、重曹なしでおからパウダーのみを混ぜるのがおすすめです。

美肌

肌を若返らせる栄養素たっぷりで「ダイエット老け」を防止

せっかく、やせてシュッとしたのに、肌はボロボロ、げっそりやつれて、老けて見える、いわゆる「ダイエット老け」。

食事を過度に減らすなどして、急激にやせた場合に起こりやすい現象です。

人間の肌は基本的に約28日で新しく生まれ変わります。この周期のしくみをターンオーバーといい、これが円滑に行われれば、丈夫な細胞に生まれ変わり、美しい肌を保つことができます。

しかし、栄養不足などで、ターンオーバーがうまくいかなければ、肌は弾力がなくなり、カサカサでくすんだまま。それで老けて見えてしまうのです。

肌の主成分は、たんぱく質なので、材料となるそれが不足すると、ターンオーバーによって、新しい肌を作ることができません。「やせる野菜ジュース」には、一般の

美肌にもっと効く！
「やせる野菜ジュース」ちょい足し食材

P66-67で紹介した「やせる野菜ジュース」にもう一品プラスして、美肌効果を高めましょう。いちごやしそには、シミの原因となるメラニンを抑制し、細胞の老化を防ぐビタミンCがたっぷり。コラーゲンの生成を促し、肌にハリを与え、たるみを予防します。

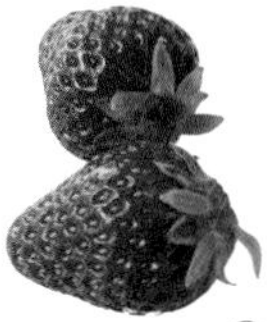

いちご
2粒

or

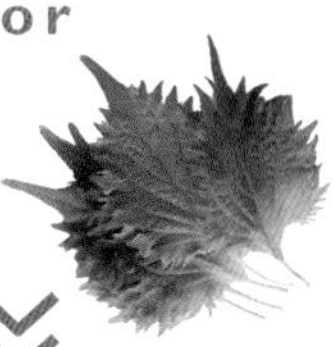

しそ
5枚

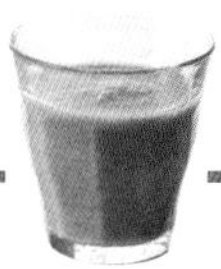

野菜ジュースと違い、たんぱく源のおからパウダーがたっぷり入っています。

さらに、やせる野菜ジュースのほうれん草やにんじんに含まれるビタミンB群には、肌のターンオーバーを促進する働きがあり、若々しい肌を保つためには、必須の栄養素です。また、重曹の炭酸ガスは血行を促進し、元気な細胞の再生をサポートします。

レモンやりんごに含まれるビタミンCには、細胞にダメージを与える活性酸素を抑え、皮膚を健康に保つ抗酸化作用があり、紫外線によるシミやシワなどを防ぐことができます。ビタミンCには肌のハリを保つコラーゲンの吸収を促進する働きもあります。

つまり、**やせる野菜ジュースは「ダイエット老け」を防げるダイエット食品なのです。**

美肌栄養素がたっぷりつまったやせる野菜ジュースを毎朝飲んで、見た目をぐっと若返らせましょう。

疲労回復

クエン酸とアスパラギン酸の相乗効果で疲れにくい体を手に入れる

運動でやせるにしても、食事でやせるにしても、ダイエット中はとても疲れやすく、それが挫折の原因になっていることも少なくありません。

疲労回復は、ダイエット中の大きなテーマの1つともいえます。

その点、**やせる野菜ジュースは、疲労回復効果もバッチリ**なので、挫折しづらいのが特徴。

人間の体には、食事でとった炭水化物、たんぱく質、脂肪などを分解し、エネルギーを生み出すTCA回路（クエン酸回路）が備わっています。

やせる野菜ジュースに入っているレモン果汁には、このTCA回路を活性化し、疲労を回復するクエン酸が豊富に含まれています。

疲れがたまると、このTCA回路の働きが低下します。疲れたときにレモンや梅干しなど

疲労回復にもっと効く！

「やせる野菜ジュース」ちょい足し食材

TCA回路を活発にするアスパラギン酸を豊富に含む野菜といえば、アスパラガスやブロッコリー。これらをやせる野菜ジュースにプラスすることで、さらなる疲労回復効果が期待できます。体にスタミナをつけ、疲れにくくする働きもあります。

アスパラガス
1本

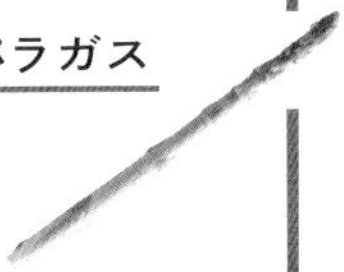

or

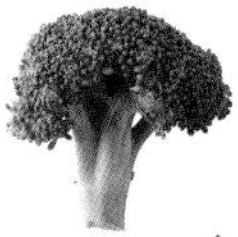

ブロッコリー
1房

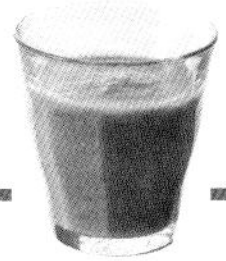

が食べたくなるのは、体がクエン酸を欲しているからです。

クエン酸を補給すると、疲労に関与する乳酸が分解され、ＴＣＡ回路で燃焼し、疲れがとれるのです。

また最近、疲労を回復する栄養素として注目されているのがアスパラギン酸です。

アスパラガスから発見されたことで名づけられたのですが、**やせる野菜ジュースのほうれん草にも、このアスパラギン酸が含まれています。**

スタミナドリンクにも用いられているアスパラギン酸はＴＣＡ回路を円滑に動かすサポートをし、疲労を回復して、体にエネルギーを与えてくれます。

やせる野菜ジュースに含まれるクエン酸とアスパラギン酸の相乗効果によって、体中にエネルギーが満ちあふれ、疲労を素早く回復してくれます。

毎日このジュースを飲むことで、疲れにくい体を手に入れることができるでしょう。

冷え性

筋肉を作るたんぱく質で基礎代謝を上げ、冷えない体に

冷え性は単につらいというだけでなく、腰痛、頭痛、腹痛、肩こりの原因にもなり、代謝が落ちるので、肥満の原因にもなります。

また、冷え性の自覚症状がなくても、実は内臓が冷えている「隠れ冷え」というのもあり、冷え性は多くの人が注意すべき症状だといえます。

体が冷える主な原因には、血行不良や貧血、消化吸収力の低下などがあります。

冷え性の解消には、基礎代謝を上げるのが非常に効果的です。

基礎代謝が高いと、食べたものをエネルギーにして使うことで発熱していくので、平熱が高くなり、体が冷えにくくなります。

やせる野菜ジュースは、冷え性にも効きます。

基礎代謝を上げるには、運動をして筋肉をつけるとともに、筋肉を作るたんぱく

冷え性にもっと効く！

「やせる野菜ジュース」ちょい足し食材

体を芯から温めるしょうがは冷え性の救世主。生のままだと逆に体を冷やしてしまうので、乾燥しょうがパウダーを使いましょう。スライスした生のしょうがを天日で乾燥させてもOK。血行を改善するビタミンEが豊富なごまはすった方が吸収がよく、おすすめです。

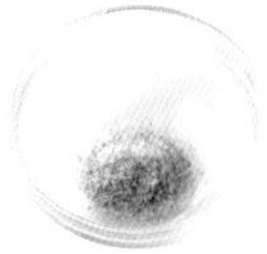

すりごま
小さじ1
or
乾燥しょうがパウダー
小さじ1/2

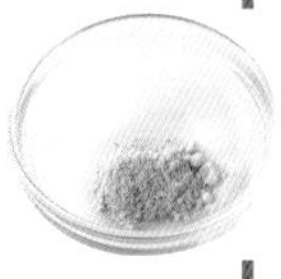

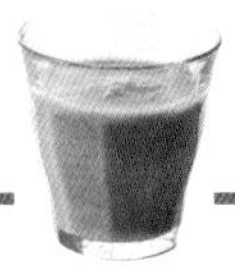

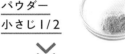

質や、そのサポートをするビタミンB群、C、E、各種ミネラルをとることが大切です。

やせる野菜ジュースには、おからパウダーやバナナのたんぱく質をはじめ、これらのビタミンやミネラルがバランスよく含まれています。

根菜類のにんじんは体を温める働きがあり、鉄分や葉酸が豊富なほうれん草は冷えの原因となる貧血の予防にもなります。

プロテインなどと同じように、**運動の前に飲むと、運動のパフォーマンスが上がる**ので非常におすすめです。一方、運動のあとに飲むと、運動によりダメージを受けた筋肉を補修する効果が期待できます。

やせる野菜ジュースでぽかぽかダイエットライフを満喫《まんきつ》してください。

むくみ

むくみスッキリ！ 体重だけでなく見た目もスリムに

むくみにもっと効く！

「やせる野菜ジュース」

ちょい足し食材

カリウムが豊富なアボカドをプラスすることで、むくみを改善します。良質な油分を含むアボカドには、腸内環境を整えて宿便をとる働きもあります。

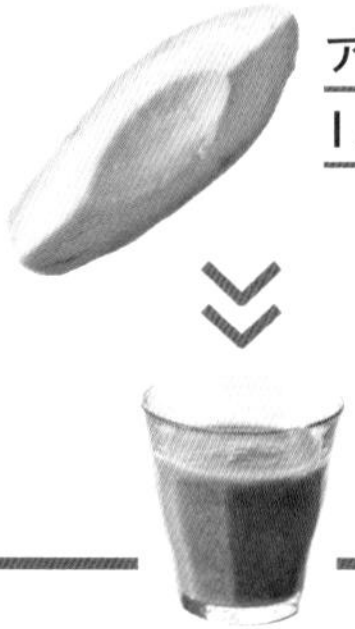

アボカド 1/6個

塩分が多いものを食べすぎると、浸透圧によって細胞内に水分がパンパンになって、体がむくんでしまいます。

せっかくやせても見た目がむくんでいたら台無し。やせる野菜ジュースのバナナやりんごには、塩分**排出効果のあるカリウムが多く含まれています。**カリウムは水溶性で、水に溶け出す性質がありますが、ジュースにすれば無駄なく摂取することができます。

むくみ＝水分が滞っていると考え、水分摂取を控えるのは逆効果。日常的に水分をしっかりとって、体内の老廃物や余分な塩分を体外に排出しましょう。

便秘

オリゴ糖が腸内環境を整え、便秘によるぽっこりおなかを解消

肌荒れやぽっこりおなかの原因にもなるつらい便秘を解消するには、食物繊維と水分をしっかりとることが大切です。今回のやせる野菜ジュースには、食物繊維が5・6gと、豊富に含まれています。

中でもおからパウダーに多く含まれる不溶性の**食物繊維は便の量を増すことで、腸の蠕動運動を活発にし、便秘を解消します。**

また、腸内環境を整えるのも便秘改善には大切。便秘になると、腸内の悪玉菌が増えますが、バナナに含まれるオリゴ糖は善玉菌を増やし、腸内環境を整えて、穏やかな便通を促します。

便秘にもっと効く！

「やせる野菜ジュース」ちょい足し食材

やせる野菜ジュース（作り方はP66-67）の水100ccを、乳酸菌が豊富なヨーグルトに変えることで、腸内環境改善、便秘改善効果がアップ。満腹感も得やすくなります。

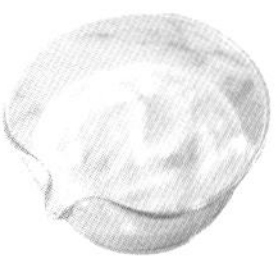

水100ccをヨーグルトに変える

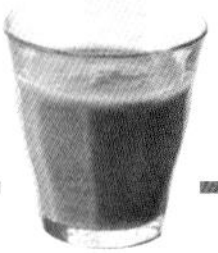

不眠

セロトニンのリラックス効果が、極上の眠りへと導く

不眠にもっと効く！

「やせる野菜ジュース」ちょい足し食材

やせる野菜ジュース（作り方はP66-67）の水100ccを、牛乳に変えることで、不眠改善効果がアップ。豆乳にすると、コレステロールの低下も期待できます。

水100ccを
牛乳に変える

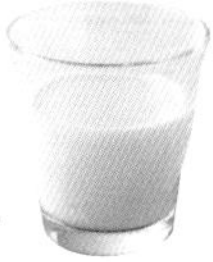

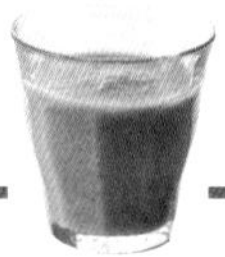

ちょっと眠りが浅いなと思う方は、朝にやせる野菜ジュースを飲んでみてください。

やせる野菜ジュースのおからパウダーやバナナに含まれるたんぱく質には、不眠を改善する効果が期待できます。

たんぱく質の中の必須アミノ酸、トリプトファンが脳内の神経伝達物質、セロトニンを合成し、その働きによって精神が安定し、深い眠りにつけます。

トリプトファンが、セロトニンになるまでには14～16時間ほどかかるので、朝食での摂取がおすすめなのです。

貧血

ほうれん草の鉄分と葉酸が貧血を予防・改善

貧血の多くは鉄欠乏性貧血で、血液中の赤血球やヘモグロビンが不足している状態。貧血によって顔色が悪くなったり、動悸やめまいを引き起こすこともあります。

貧血の予防と改善には、鉄や葉酸をとることが重要です。

やせる野菜ジュースのほうれん草にも、鉄と葉酸が含まれています。

鉄はあまり吸収がよい栄養素ではありませんが、レモンやりんごのビタミンC、おからパウダーやバナナのたんぱく質が鉄の吸収をサポートしてくれます。

貧血にもっと効く！

「やせる野菜ジュース」

ちょい足し食材

貧血の予防と改善には欠かせない鉄が豊富なパセリを加えてみましょう。パセリには、鉄の吸収を高めるビタミンCも多く含まれています。

パセリ

2房

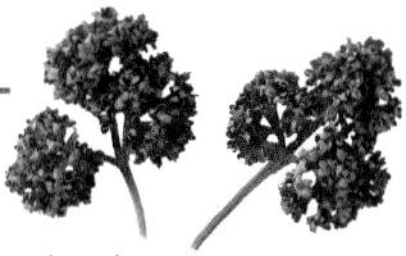

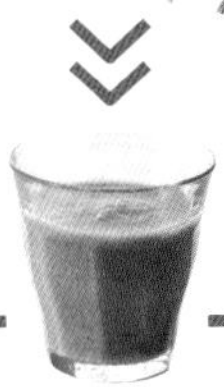

ビタミンCが肝機能を高め、二日酔い成分を体外に排出

二日酔いとは、肝臓のアルコール処理能力が限界を超えて、血中のアセトアルデヒドが増えた状態。アセトアルデヒドを素早く分解するためにも、まずは水をたくさん飲みましょう。

「やせる野菜ジュース」のレモンに含まれるビタミンCやりんごポリフェノールは肝臓の働きを助け、アセトアルデヒドの分解を早めてくれます。

空腹状態でお酒を飲むと、アルコールの吸収が早くなります。**二日酔いを防ぐには、お酒を飲む前にやせる野菜ジュースを飲むのがベスト。**難しいときは飲んだあと、なるべく早めに野菜ジュースを!

二日酔いにもっと効く!

「やせる野菜ジュース」ちょい足し食材

ビタミンCが豊富なグレープフルーツが二日酔いを改善。中の袋ごと加えましょう。肝機能を高めるシステイン、タンニンを含む柿を1/4個を足してもOK。

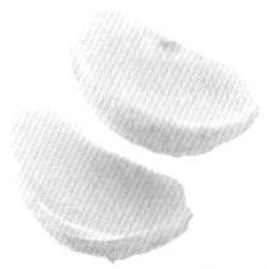

グレープフルーツ 1/4個

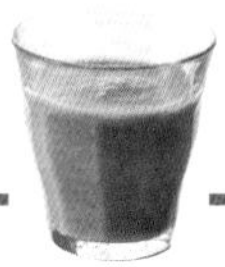

Part.5

味を変えて飽きを防止！

「やせる野菜ジュース」バリエーション編

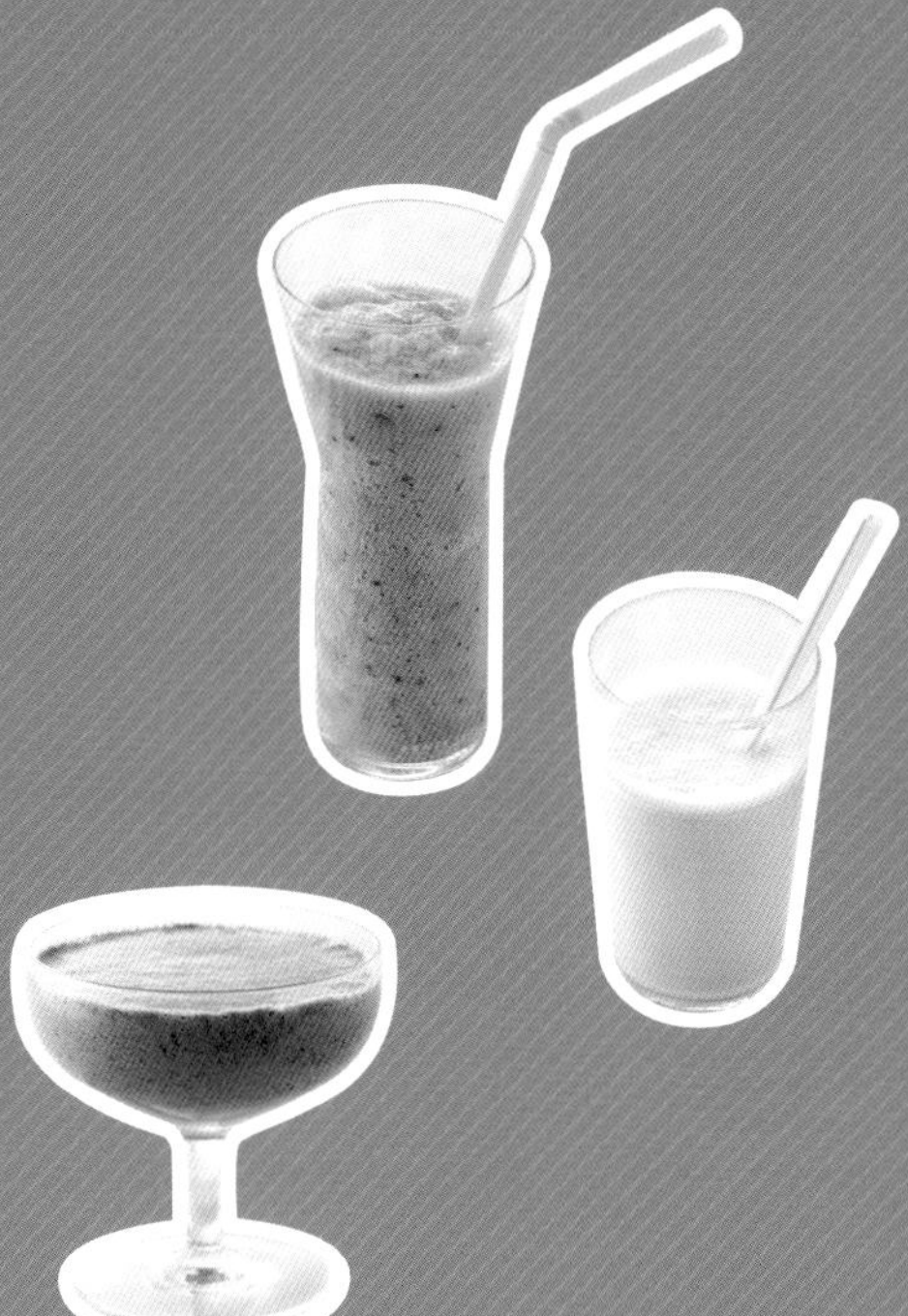

「やせる野菜ジュース」(P66-67) はおいしいけれど、
毎日飲み続けると、飽きてしまうことも。
飽きはダイエットの挫折にもつながります。
そこでさまざまな野菜や果物を使い、
味を変えたジュースのバリエーションを紹介します。
基本の「やせる野菜ジュース」に飽きたら、
こちらのジュースも試してみてください。

※さらっとしたジュースにしたい場合は、お好みで水を加えてみてください。
※レシピの作り方の文中の「パウダー」はベジファーストパウダーのことです。

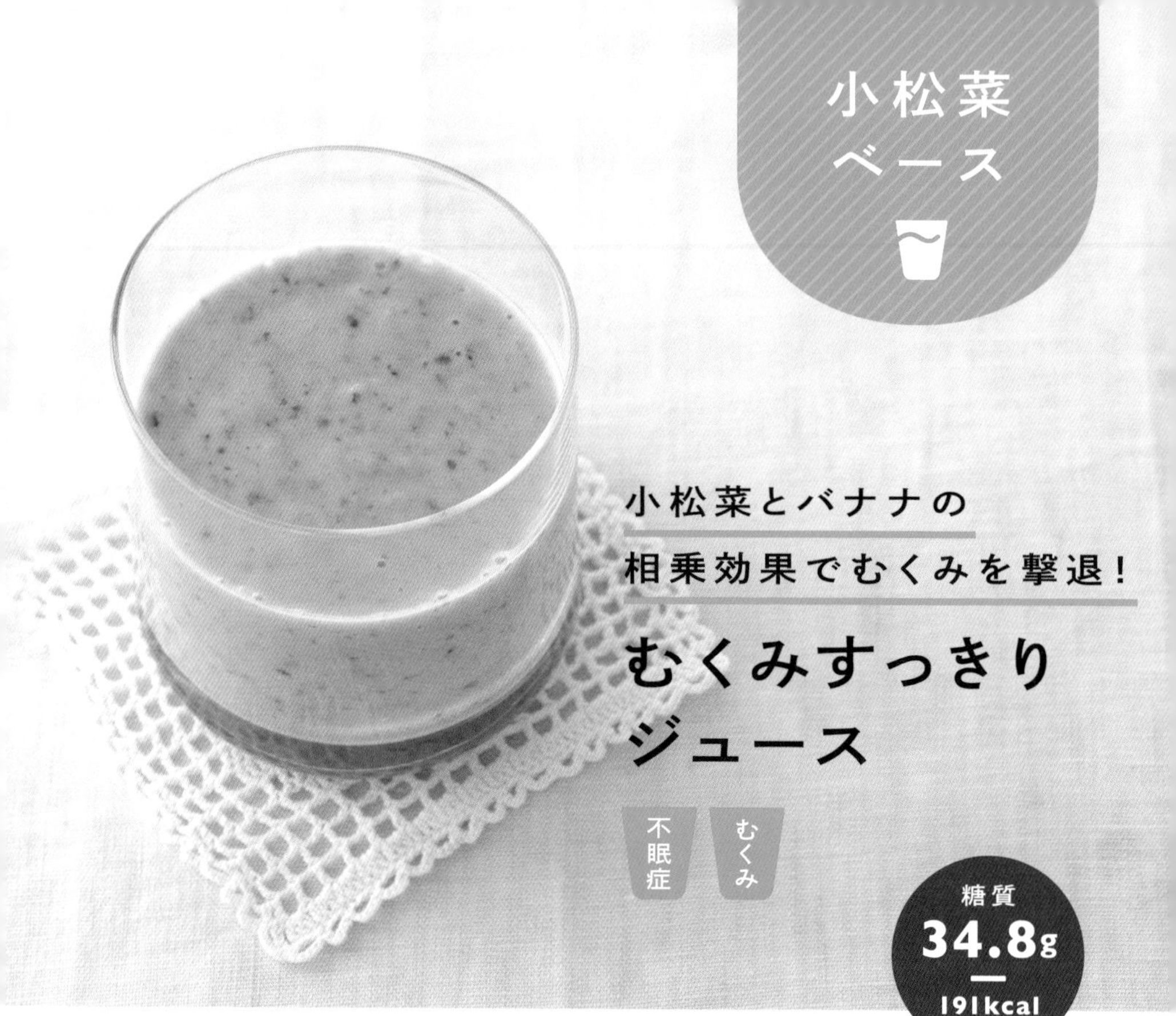

小松菜ベース

小松菜とバナナの
相乗効果でむくみを撃退！

むくみすっきりジュース

不眠症　むくみ

糖質
34.8g
191kcal

材料（1人分）

小松菜・2株
バナナ・1本
飲むヨーグルト（プレーン）・100cc
ベジファーストパウダー
・大さじ1強（作り方はP30）

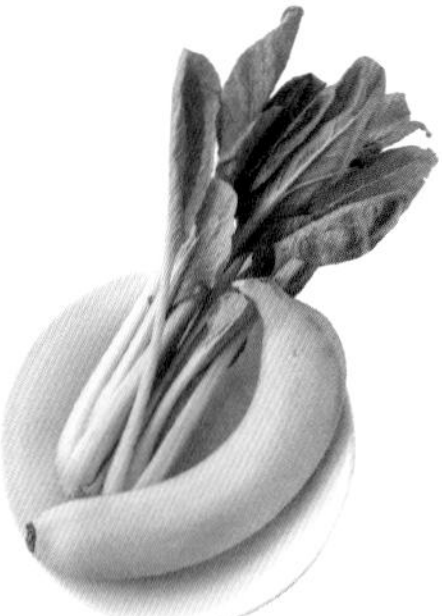

作り方

1 小松菜は根本部分を切り落とし、3cm幅に切る。バナナは皮をむいて、一口大に切る。

2 パウダー以外の材料をミキサーに入れ、なめらかになるまで攪拌《かくはん》する。

3 グラスに注ぎ、パウダーを入れてよく混ぜる。

ダイエット・健康効果

ダイエットの際に不足しがちな鉄分を含み、鉄分の吸収をサポートする葉酸、ビタミンCも豊富な小松菜を使ったジュース。余分な塩分排泄を促すカリウムも多く、バナナとの相乗効果で、むくみ予防も期待できます。

調理のポイント

小松菜の代わりにほうれん草でも代用できます。

材料（1人分）

小松菜 ◆ 1株
みかん ◆ 1個
りんご ◆ 1/4個
セロリ ◆ 3cm
パセリ ◆ 1本
しょうが ◆ 1/2片
飲むヨーグルト（プレーン） ◆ 50cc
ベジファーストパウダー
◆ 大さじ1強（作り方はP30）

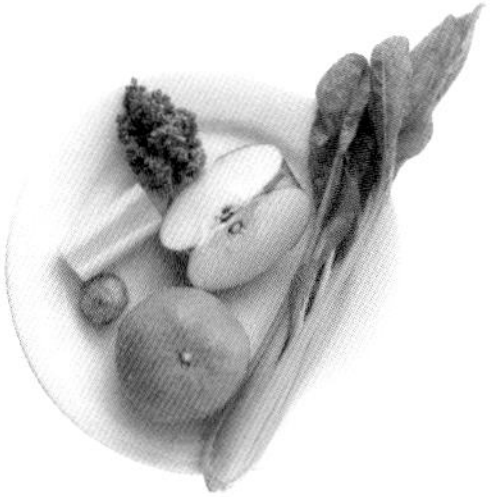

作り方

1 小松菜は根本を切り落とし、3cm幅に切る。みかんは皮をむき、実の袋ごと小分けに。りんごはへたと種を取り、皮ごと一口大に切る。セロリも一口大に。しょうがは皮をむく。

2 パウダー以外の材料をミキサーに入れ、なめらかになるまで攪拌する。

3 グラスに注ぎ、パウダーを入れてよく混ぜる。

ダイエット・健康効果

ビタミンCが豊富な小松菜、みかん、パセリ、りんごなどがふんだんに入っています。みかんには毛細血管強化や血流改善効果の働きがあるヘスペリジンが多く含まれており、体を温め、代謝のよい体を作ります。

調理のポイント

ヘスペリジンは、みかんの筋や実の袋に多く含まれているので、皮をむいたらそのまま入れましょう。

ビタミンCの最強タッグ

毒だし健康やせジュース

貧血

冷え性

糖質
28.9g
156kcal

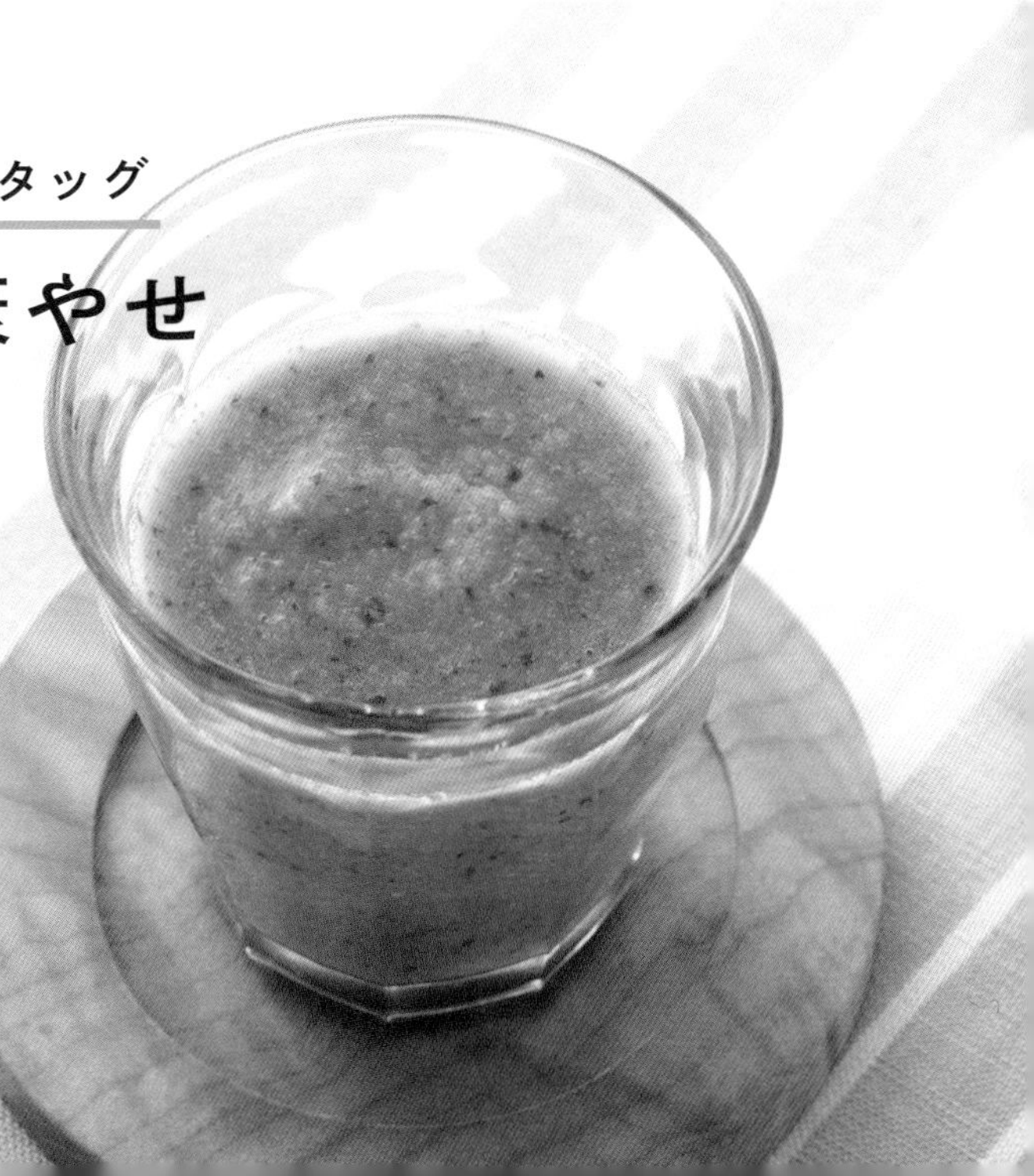

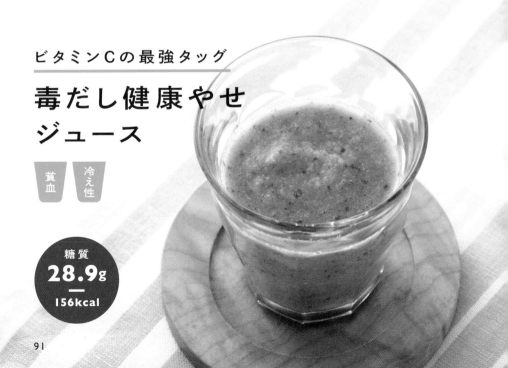

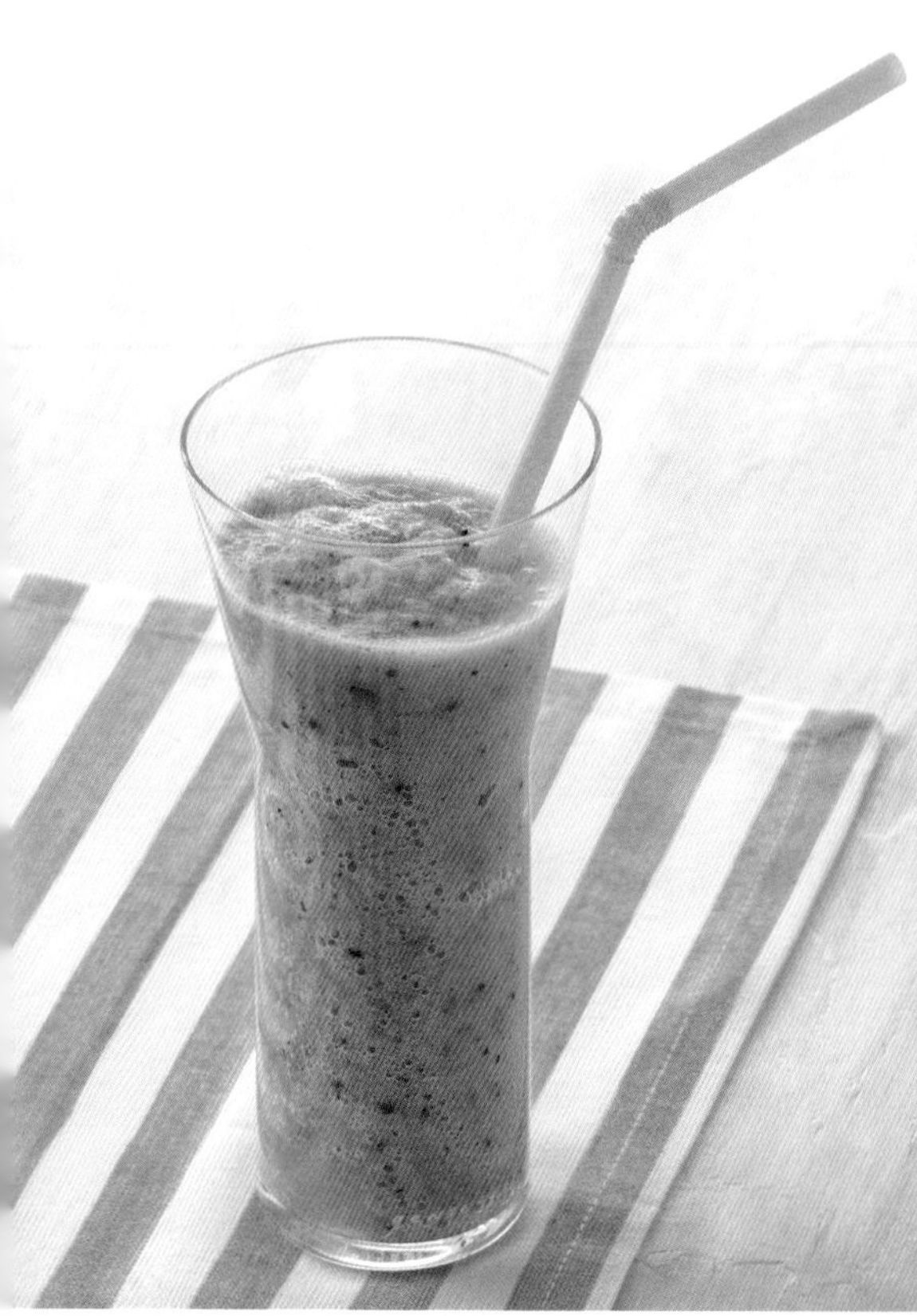

にんじん
ベース

腸内環境を整え、
おなかスッキリ

おなかぺたんこジュース

便秘　美肌

糖質
25.5g
160kcal

材料（1人分）

にんじん・1/2本
キウイ・1個
りんご・1/4個
無糖ヨーグルト・50g
ベジファーストパウダー
・大さじ1強（作り方はP30）

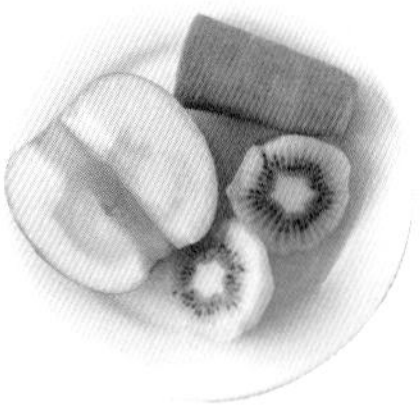

作り方

1 にんじんは皮ごと一口大に切る。キウイは皮をむき、一口大に切る。りんごはへたと種を取り、皮ごと一口大に切る。

2 パウダー以外の材料をミキサーに入れ、なめらかになるまで攪拌する。

3 グラスに注ぎ、パウダーを入れてよく混ぜる。

ダイエット・健康効果

食物繊維が豊富なりんごやキウイ、乳酸菌を含むヨーグルトで、腸内環境が整います。また、にんじんのβカロテン、キウイやりんごのビタミンCは抗酸化作用が強く、血中脂質の酸化を防ぎます。

調理のポイント

グリーンキウイを使うと食物繊維が、ゴールドキウイを使うとビタミンCが多くとれます。

材料（1人分）

にんじん ◆ 1/2本
バナナ ◆ 半分
グレープフルーツ ◆ 半分
水 ◆ 50㎖
ベジファーストパウダー
◆ 大さじ1強（作り方はP30）

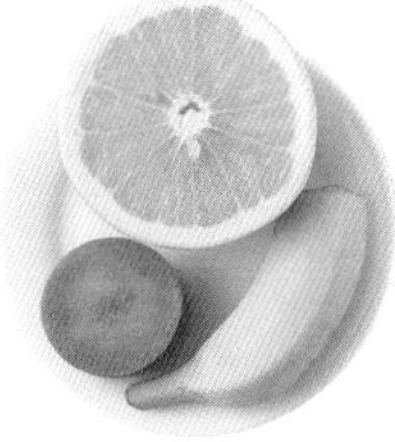

作り方

1 にんじんは皮ごと一口大に切る。バナナは皮をむき、一口大に切る。グレープフルーツは皮をむき、実の袋ごと小分けにする。

2 パウダー以外の材料をミキサーに入れ、なめらかになるまで攪拌する。

3 グラスに注ぎ、パウダーを入れてよく混ぜる。

ダイエット・健康効果

食物繊維や利尿作用のあるカリウム、新陳代謝を促進するクエン酸などを含むグレープフルーツに、満腹感を与えるバナナをプラスすることで、食欲を抑える効果が高まります。

調理のポイント

果肉がピンク色の「ルビーグレープフルーツ」を使うと、抗酸化作用の高いリコピンが摂取できます。

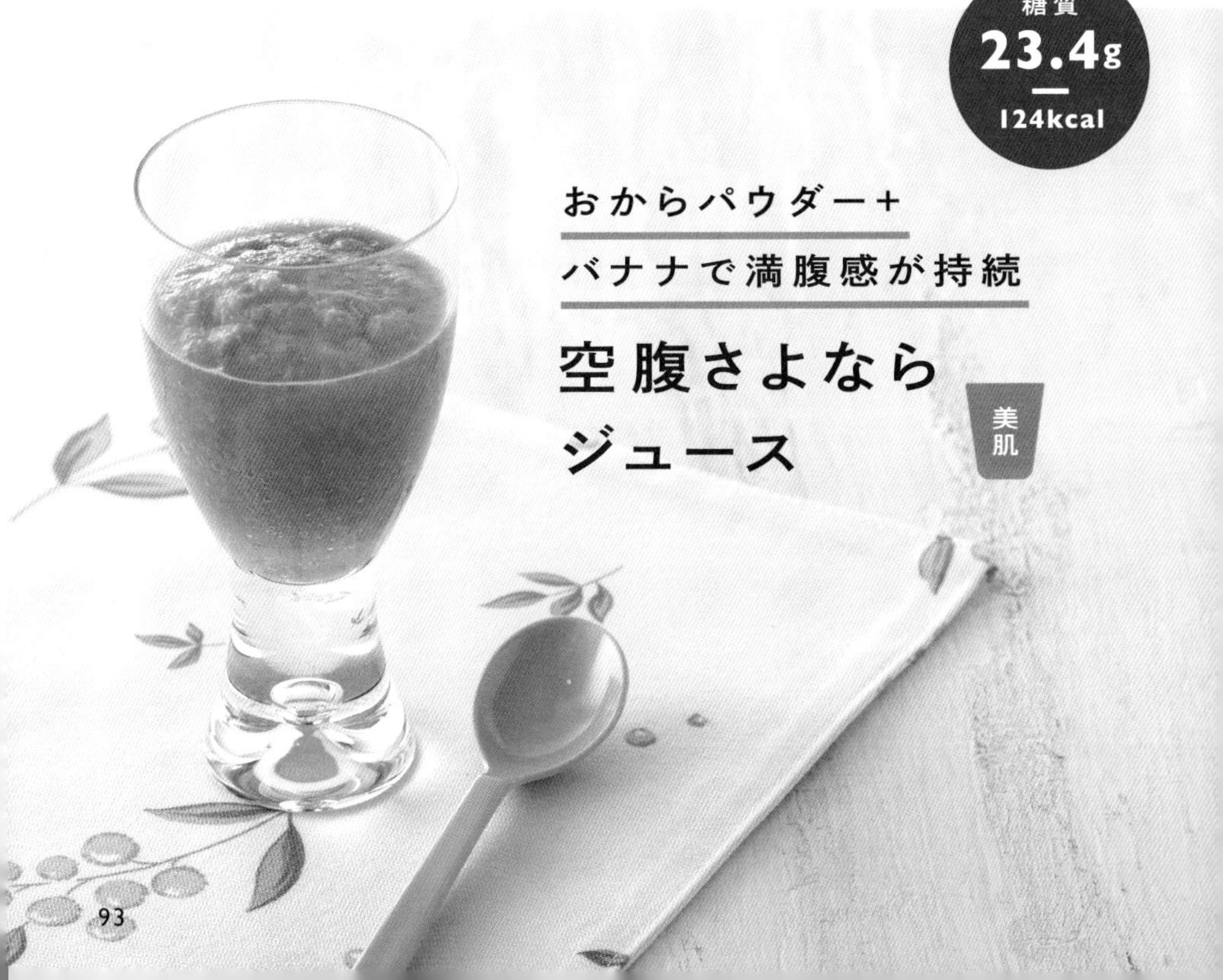

糖質
23.4g
124kcal

おからパウダー＋
バナナで満腹感が持続

空腹さよならジュース

美肌

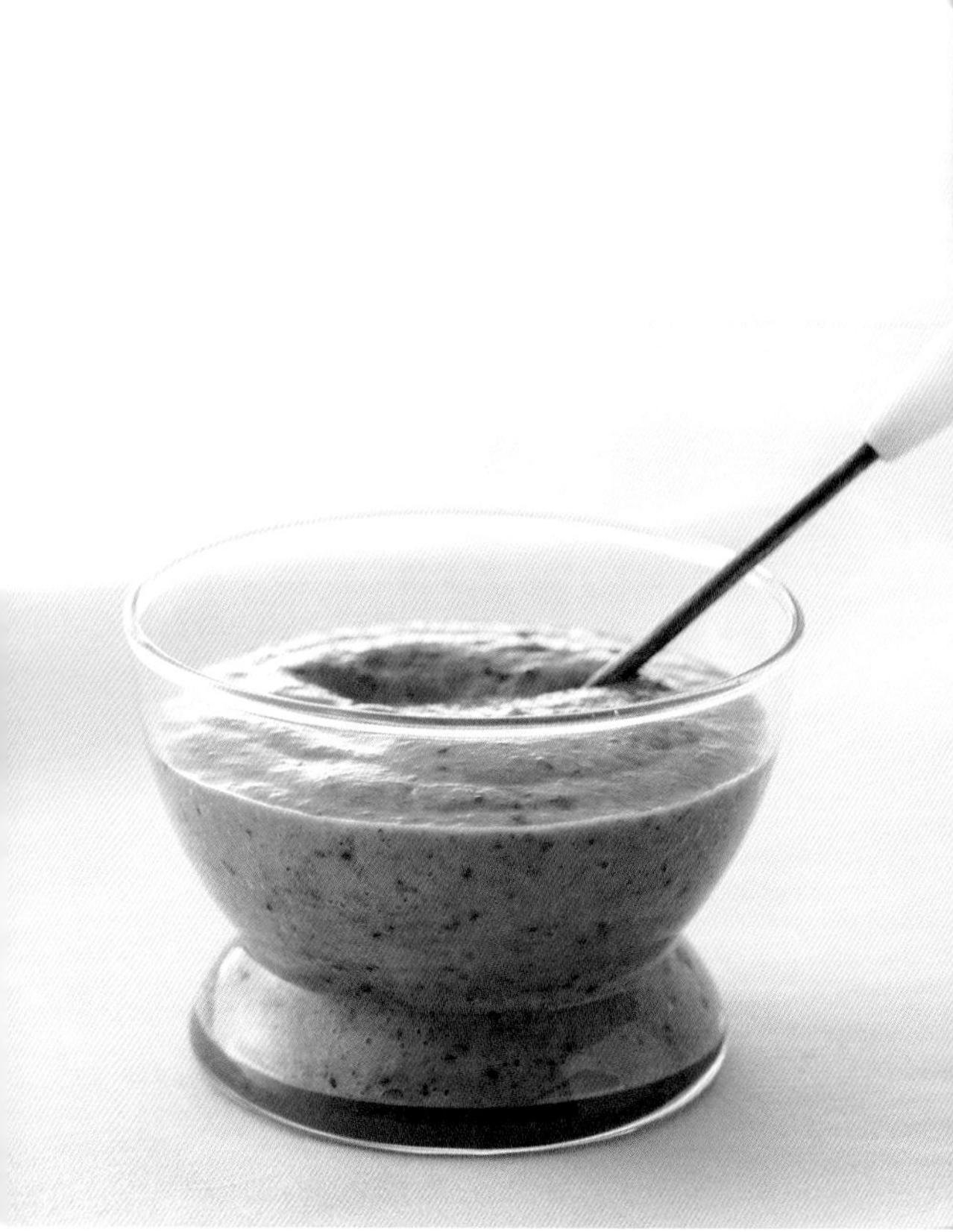

ブルーベリーベース

アントシアニンが
内臓脂肪を撃退

紫色の腸（超）やせジュース

疲れ目　美肌

糖質
32.6g
210kcal

材料（1人分）

ブルーベリー・20粒
紫キャベツ・20g（1枚）
バナナ・1本
牛乳・50cc
無糖ヨーグルト・50cc
ベジファーストパウダー
・大さじ1強（作り方はP30）

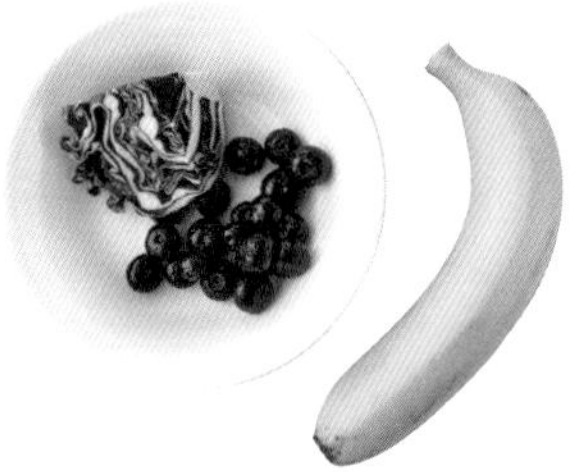

作り方

1 バナナは皮をむき、一口大に切る。紫キャベツは一口大に切る。

2 パウダー以外の材料をミキサーに入れ、なめらかになるまで攪拌する。

3 グラスに注ぎ、パウダーを入れてよく混ぜる。

ダイエット・健康効果

紫キャベツやブルーベリーに含まれるアントシアニンは抗酸化作用にすぐれ、内臓脂肪や血中脂質の蓄積を抑える働きが期待できます。

調理のポイント

紫キャベツがない場合は通常のキャベツで代用できます。

目の疲れと脂肪にグッバイ!!

働く人のダイエットジュース

疲れ目

材料（1人分）

冷凍ミックスベリー ◆ 50g
牛乳 ◆ 100cc
無糖ヨーグルト ◆ 50g
はちみつ ◆ 小さじ2
ベジファーストパウダー
　◆ 大さじ1強（作り方はP30）

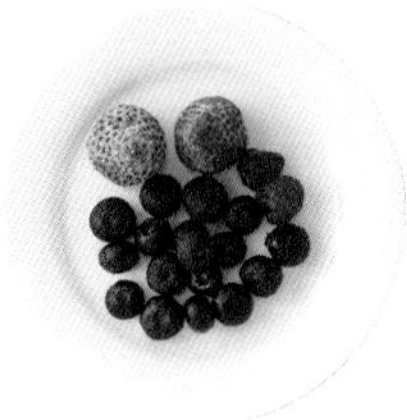

作り方

1 パウダー以外の材料をミキサーに入れ、なめらかになるまで攪拌する。

2 グラスに注ぎ、パウダーを入れてよく混ぜる。

ダイエット・健康効果

ヨーグルト、牛乳の乳酸菌やはちみつのオリゴ糖で腸内環境を整えます。抗酸化作用の高いベリー類のアントシアニンは眼精疲労予防や眼病予防など、目の諸症状に働きます。

調理のポイント

ミックスベリーがない場合はいちごやブルーベリーだけでもOKですが、さまざまな種類のベリーを入れることで、抗酸化作用が高まります。はちみつの代わりに0キロカロリーシュガーを使うと減量効果がアップ。

糖質
23.2g
—
187kcal

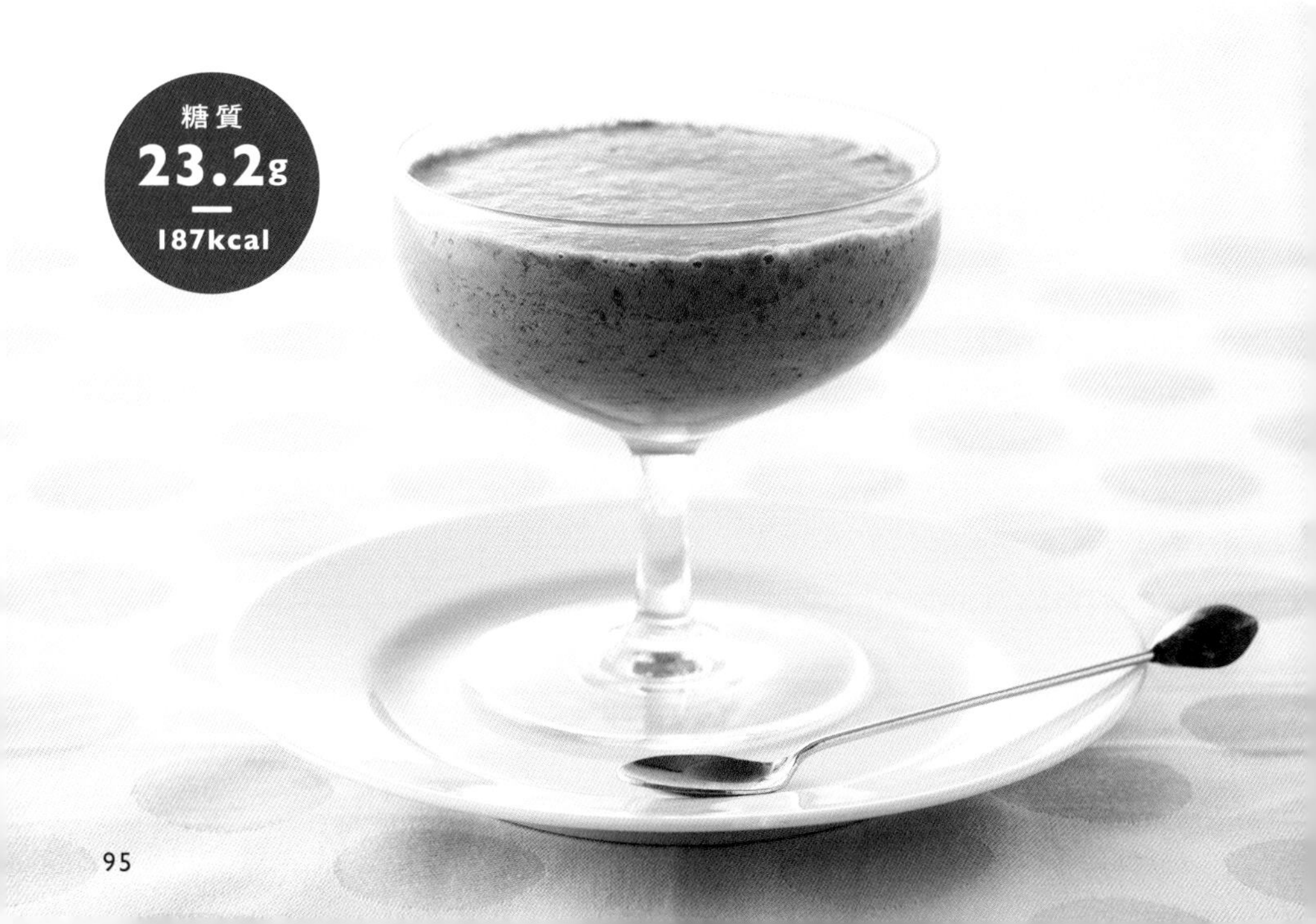

グレープ
フルーツ
ベース

ぜい肉だけでなく
ストレスともおさらば

リフレッシュ ダイエットジュース

二日酔い　美肌

糖質
15.2g
136kcal

材料（1人分）

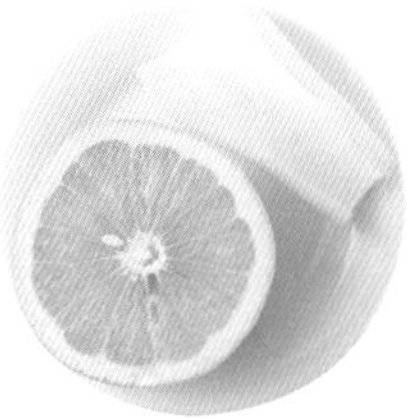

グレープフルーツ・半分
セロリ・1/4本
牛乳・100㎖
ベジファーストパウダー
・大さじ1強（作り方はP30）

作り方

1 グレープフルーツは皮をむいて、実の袋ごと小分けにする。セロリは3㎝幅に切る。

2 パウダー以外の材料をミキサーに入れ、なめらかになるまで攪拌する。

3 グラスに注ぎ、パウダーを入れてよく混ぜる。

ダイエット・健康効果

グレープフルーツの苦味成分「ナリンギン」は食欲を抑える働きがあります。また、香り成分「ヌートカトン」には、内臓脂肪の蓄積を抑え、肥満を防ぐ働きがあります。

調理のポイント

苦みが気になる方は、お好みではちみつを加えてもＯＫ。

材料（1人分）

グレープフルーツ 大・1/2個
きゅうり・1/2本
キャベツ・1枚
はちみつ・大さじ1
水・50cc
ベジファーストパウダー
・大さじ1強（作り方はP30）

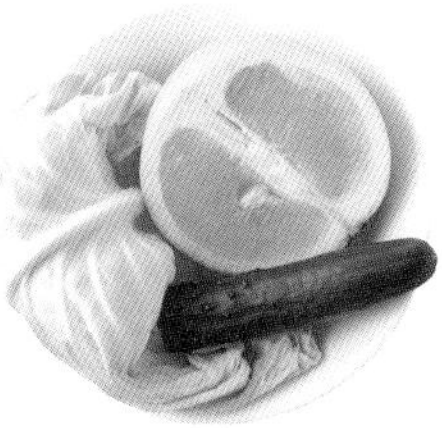

作り方

1 グレープフルーツは皮をむいて、実の袋ごと小分けにする。きゅうりとキャベツは一口大に切る。

2 パウダー以外の材料をミキサーに入れ、なめらかになるまで攪拌する。

3 グラスに注ぎ、パウダーを入れてよく混ぜる。

ダイエット・健康効果

きゅうりは切って、酸素と触れることで、脂質代謝を促すホスホリパーゼという酵素が活性化します。

調理のポイント

きゅうりには、アスコルビナーゼというビタミンCを壊す酵素が含まれています。ジュースを作ってから長時間たつと、キャベツやグレープフルーツのビタミンCが壊れてしまうので、飲む直前に作りましょう。

脂質代謝を促す成分がたっぷり

体スッキリベジジュース

二日酔い　胃もたれ

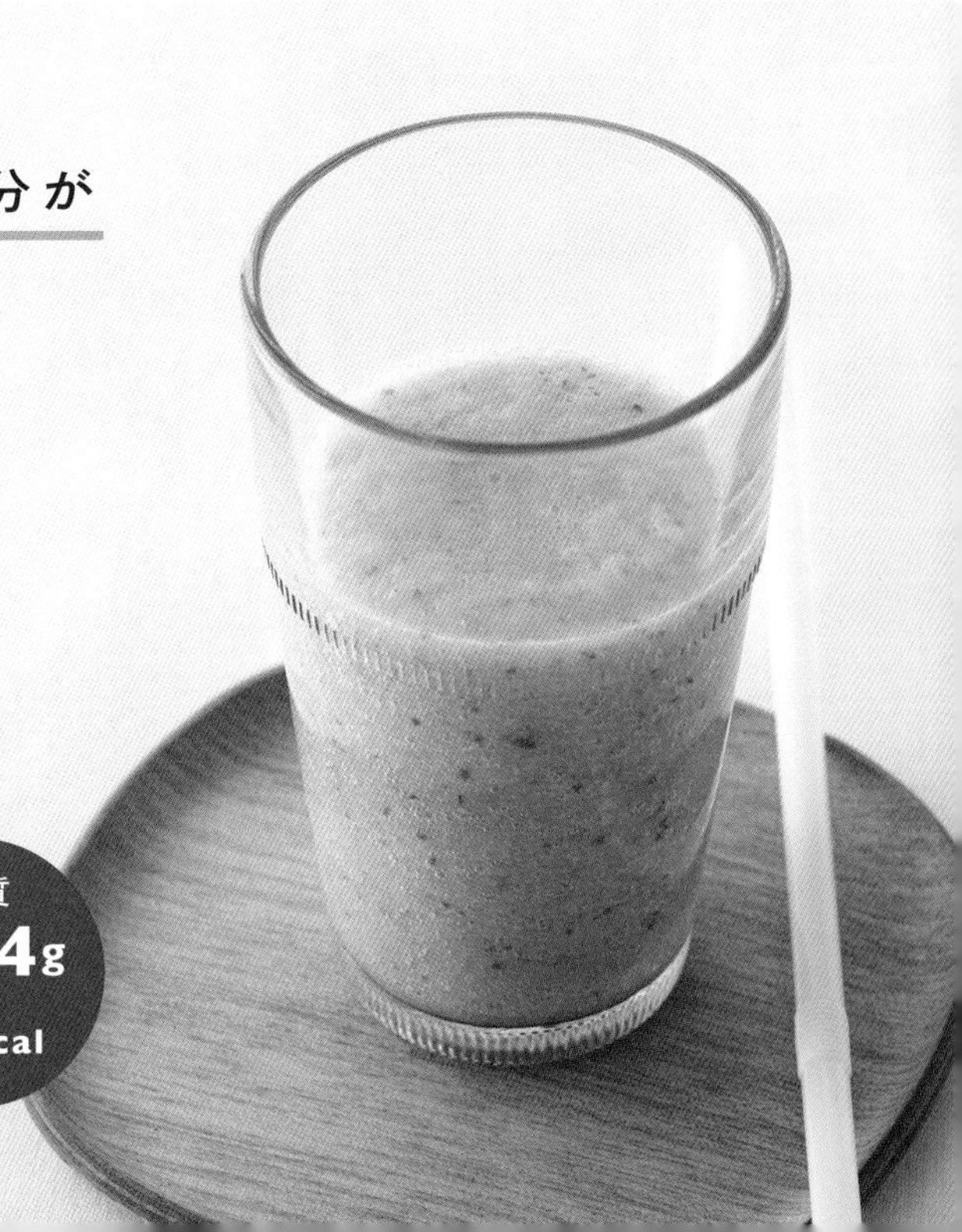

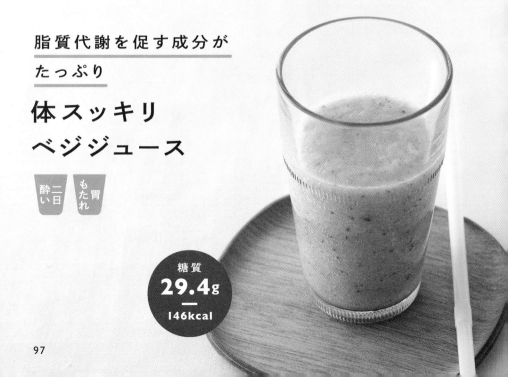

糖質 29.4g
146kcal

皮ごと使って栄養満点！

おなか満足 とろっとジュース

美肌

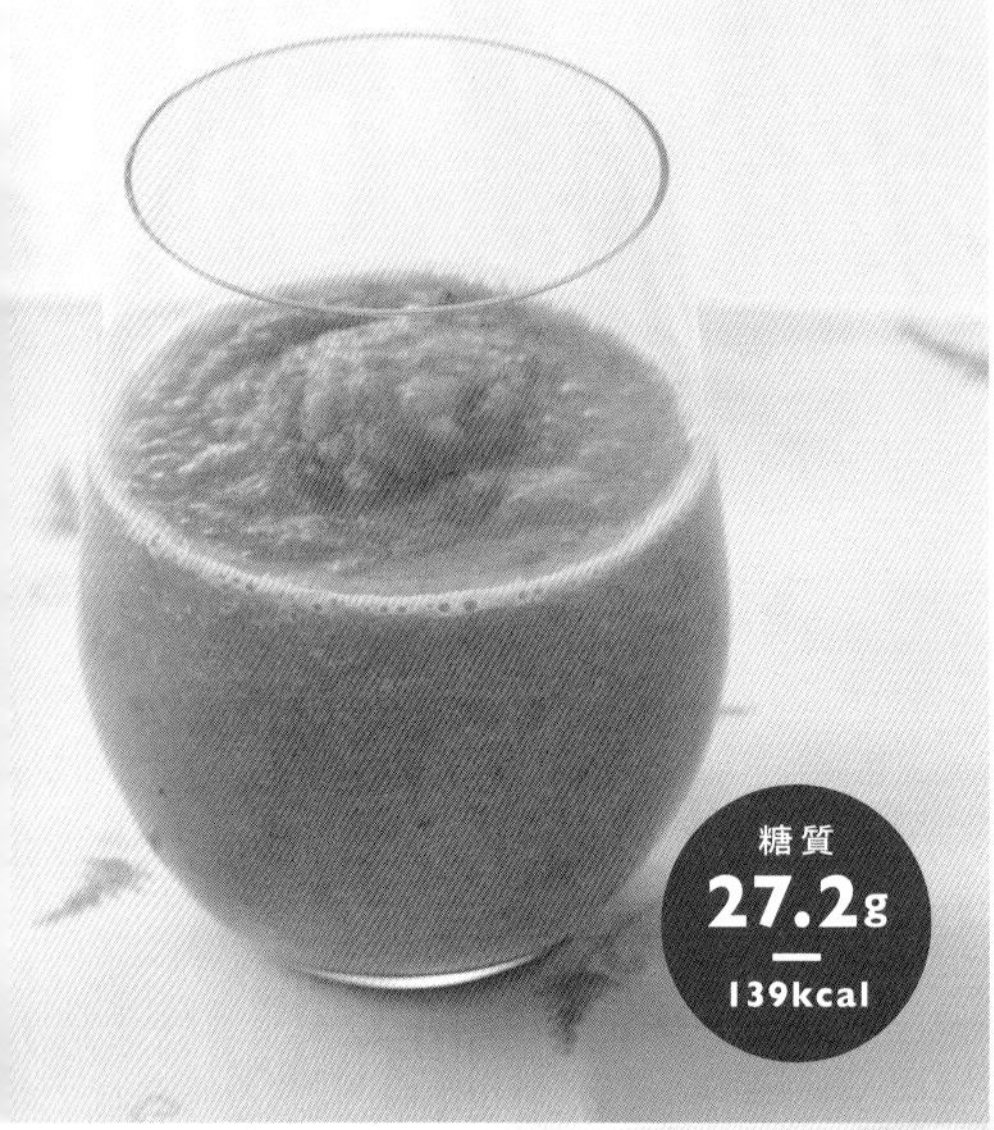

糖質 27.2g ― 139kcal

材料（1人分）

りんご・1/2個
にんじん・2/3本
レモン・1/2個分
水・100mℓ
ベジファーストパウダー
・大さじ1強（作り方はP30）

作り方

1 にんじんは皮ごと一口大に切る。りんごはへたと種を取り、皮ごと一口大に切る。レモンを搾る。

2 パウダー以外の材料をミキサーに入れ、なめらかになるまで攪拌する。

3 グラスに注ぎ、パウダーを入れてよく混ぜる。

カプサイシンとリコピンで代謝アップ

炎の脂肪燃焼ジュース

美肌

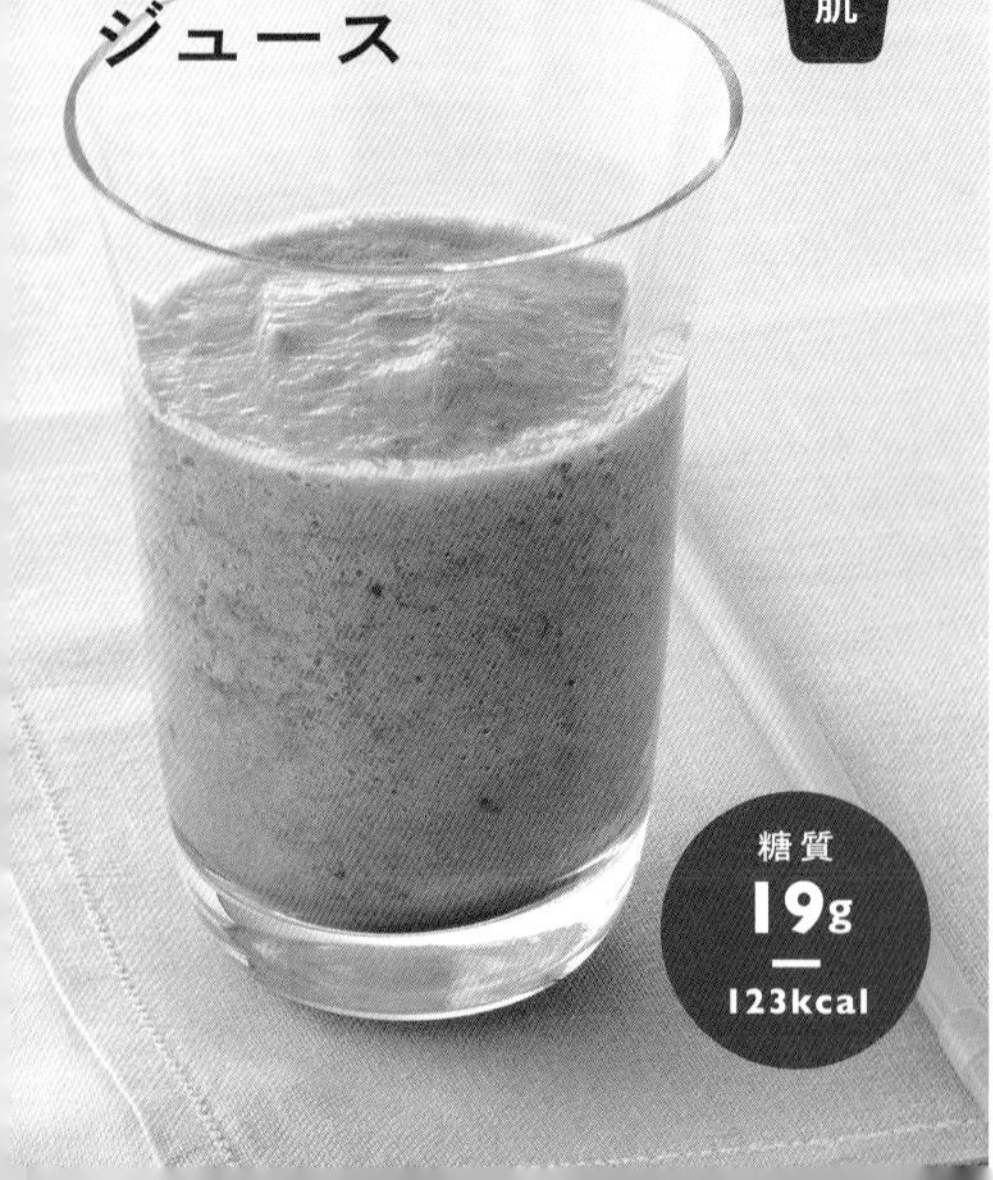

糖質 19g ― 123kcal

材料（1人分）

りんご・1/4個
トマト・1/2個
赤パプリカ・1/4個
レモン・1/4個分
豆乳・50cc
ベジファーストパウダー
・大さじ1強（作り方はP30）

作り方

1 りんごはへたと種を取り、皮ごと一口大に切る。トマトはへたを取り、一口大に切る。赤パプリカはへたと種をとり、一口大に切る。レモンを絞る。

2 パウダー以外の材料をミキサーに入れ、なめらかになるまで攪拌する。

3 グラスに注ぎ、パウダーを入れてよく混ぜる。

Part.6

料理にも使おう！

「やせる野菜ジュース」アレンジレシピ

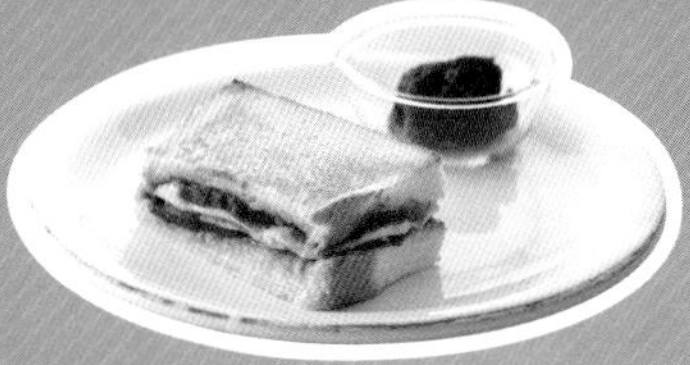

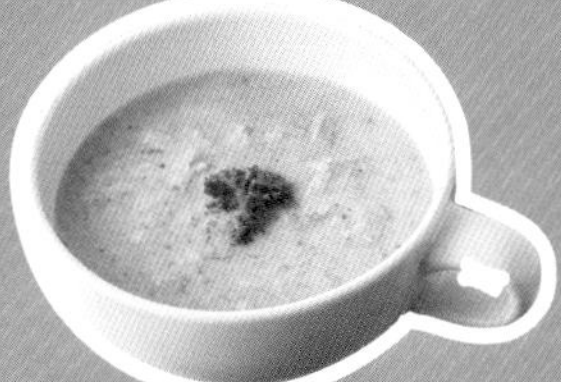

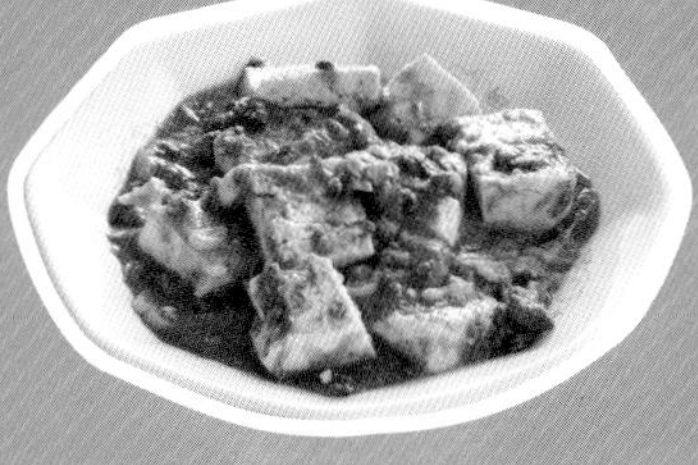

P66-67で紹介した「やせる野菜ジュース」を
使った料理のレシピです。
基本の野菜ジュースが軽食やスイーツに大変身！
やせる野菜ジュースの野菜の栄養がオンされるので、
とってもヘルシーなダイエット料理です。
いつもの食事に取り入れるのもよし、
小腹がすいたときの間食や夜食にぜひ活用してください。

材料（1人分）

やせる野菜ジュース ◆ 100cc
（作り方はP66-67）
糖質オフパスタ ◆ 80g
釜揚げしらす ◆ 20g
（15gと5gに分けておく）
トマトピューレ ◆ 50cc
トマトケチャップ ◆ 大さじ1.5
にんにく ◆ ひとかけ
塩 ◆ ひとつまみ
オリーブオイル ◆ 小さじ1

作り方

1 パスタをゆでる。

2 にんにくをみじん切りにし、オリーブオイルで風味が出るまで炒める。

3 **2**にやせる野菜ジュース、トマトピューレ、トマトケチャップ、塩を入れ、グツグツしない程度に混ぜながら火にかける。

4 **3**が温まったら火を止め、ゆで上げたパスタとしらす15gをソースに絡ませる。

5 **4**を皿に盛り、しらす5gを飾り付ける

ダイエット・健康効果

トマトピューレやケチャップなどのトマト加工品はリコピンを効率よく摂取でき、脂肪燃焼効果大！ また、にんにくには血行を促進するアリシンが豊富で、糖質代謝を促すビタミンB1の吸収を高める働きがあります。

調理のポイント

にんにくを細かく刻むことで、アリシンを効率よく摂取できます。

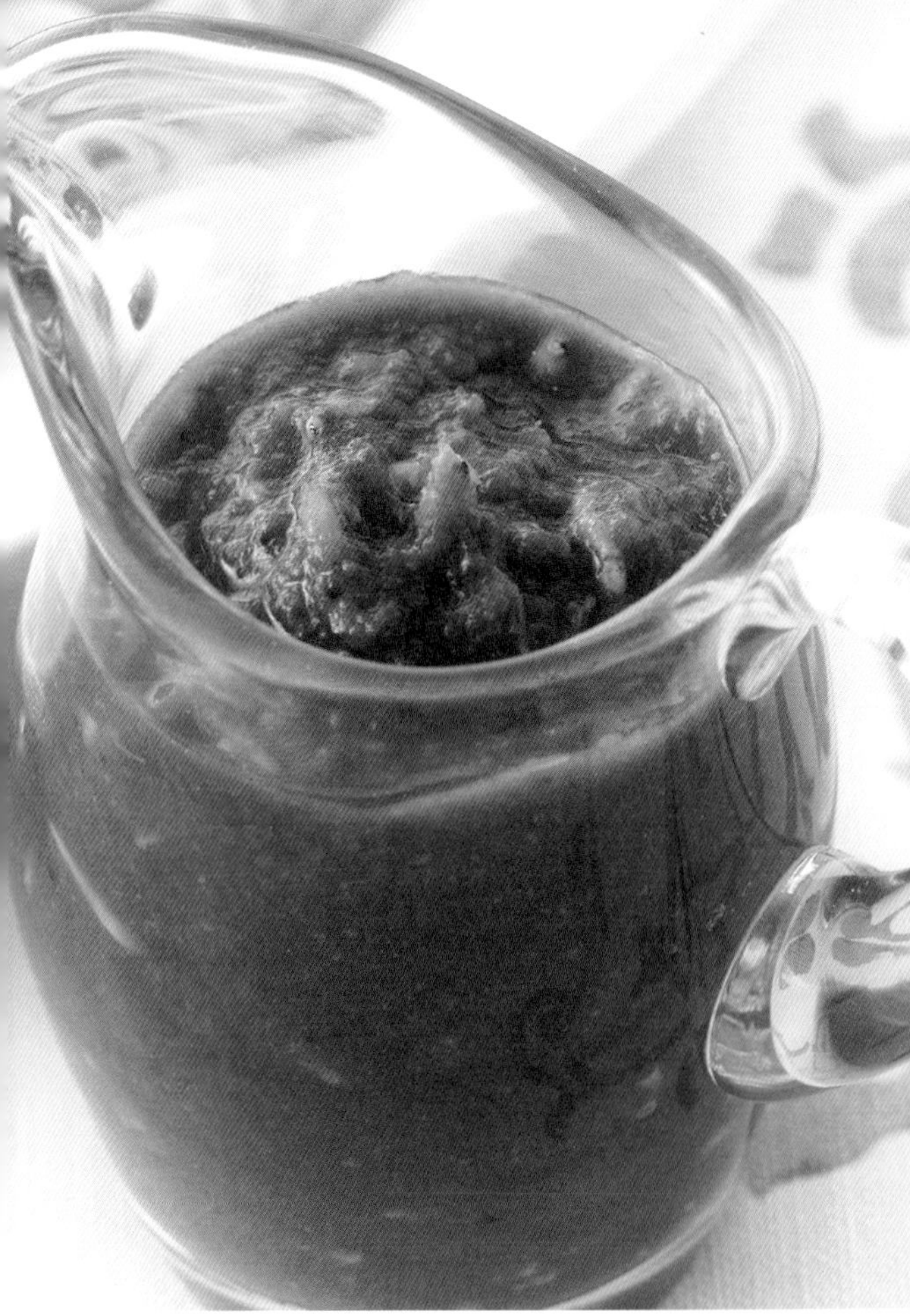

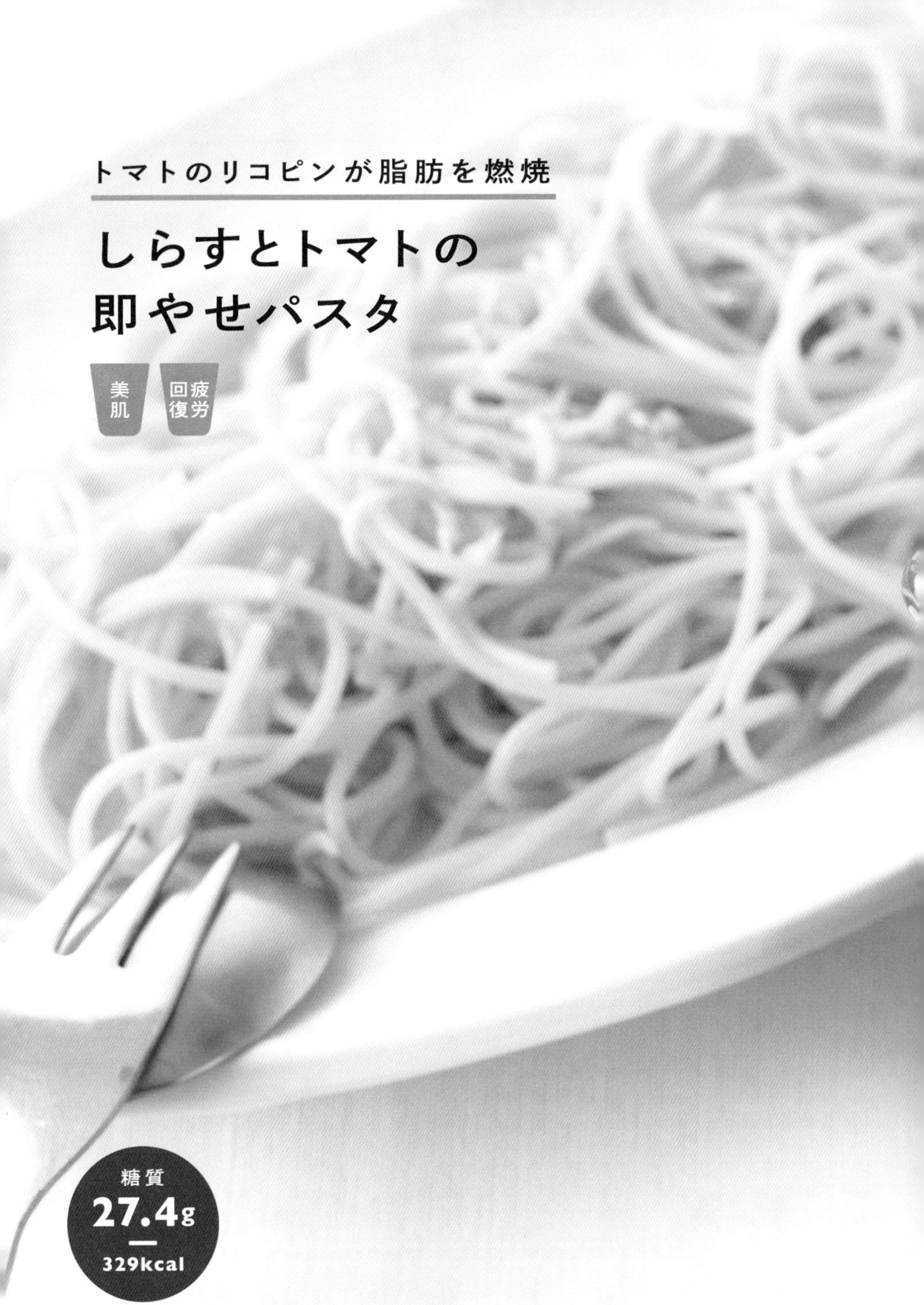

トマトのリコピンが脂肪を燃焼

しらすとトマトの即やせパスタ

美肌　疲労回復

糖質
27.4g
329kcal

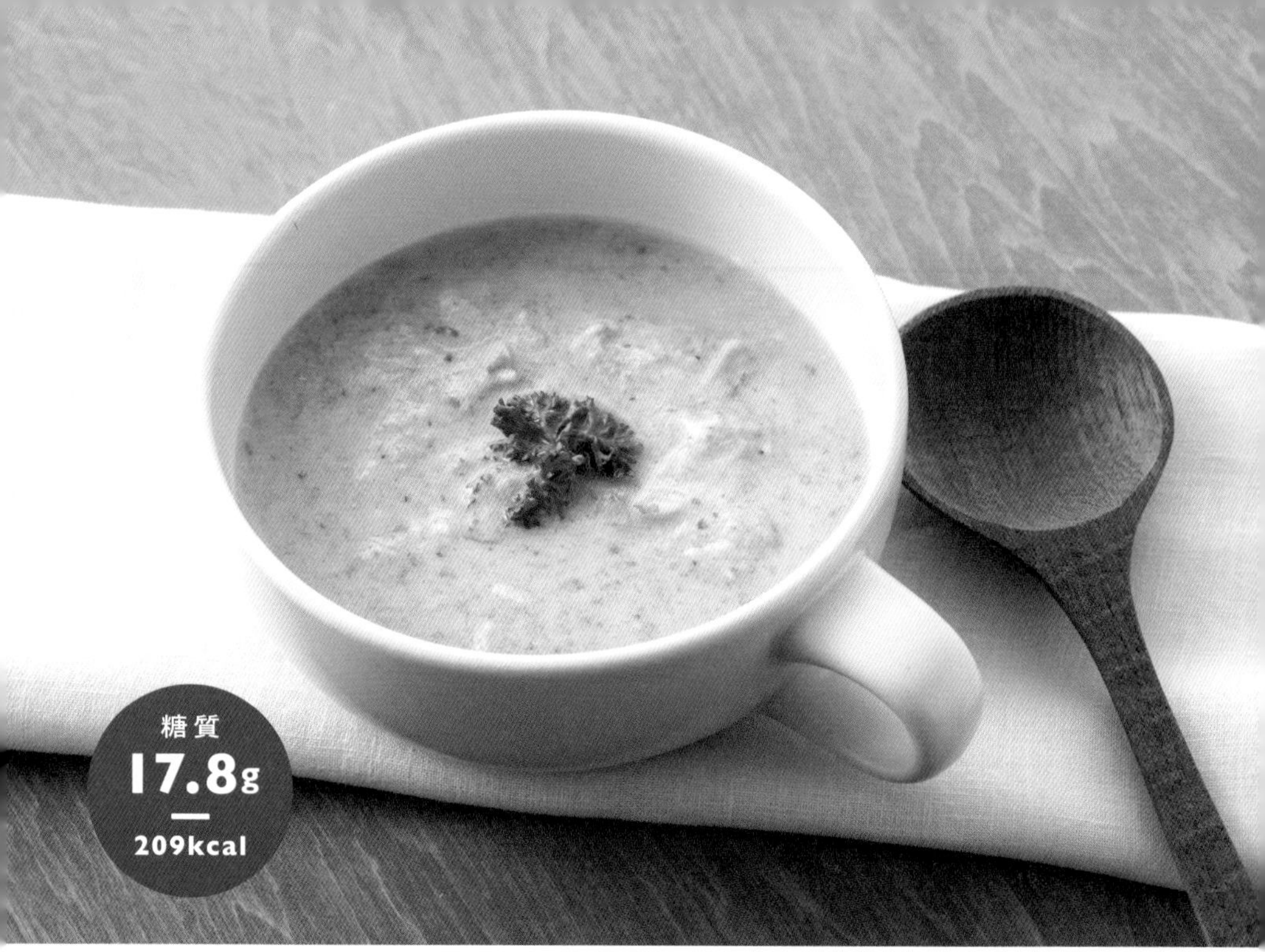

しょうがパワーで新陳代謝アップ

体ポカポカ豆乳スープ

不眠　二日酔い

材料（1人分）

やせる野菜ジュース・100cc
（作り方はP66-67）
豆乳・100cc
ベーコン・20g
しょうが・1かけ
コンソメキューブ・1個
こしょう・少々

作り方

1 ベーコンを細切りにする。しょうがをおろす。

2 鍋にやせる野菜ジュース、豆乳、コンソメキューブを入れ、沸騰しないように気をつけながら火にかけ、しっかり温まったらベーコンを投入する。

3 最後におろししょうがを混ぜ、お好みでこしょうをふる。

調理のポイント

乾燥しょうがやしょうがパウダーでも代用可能。ベーコンの代わりにロースハムを使うとよりヘルシーになります。炒めた玉ねぎやにんじん、ブロッコリーを加えると、具だくさんでボリューム満点のおかずに。

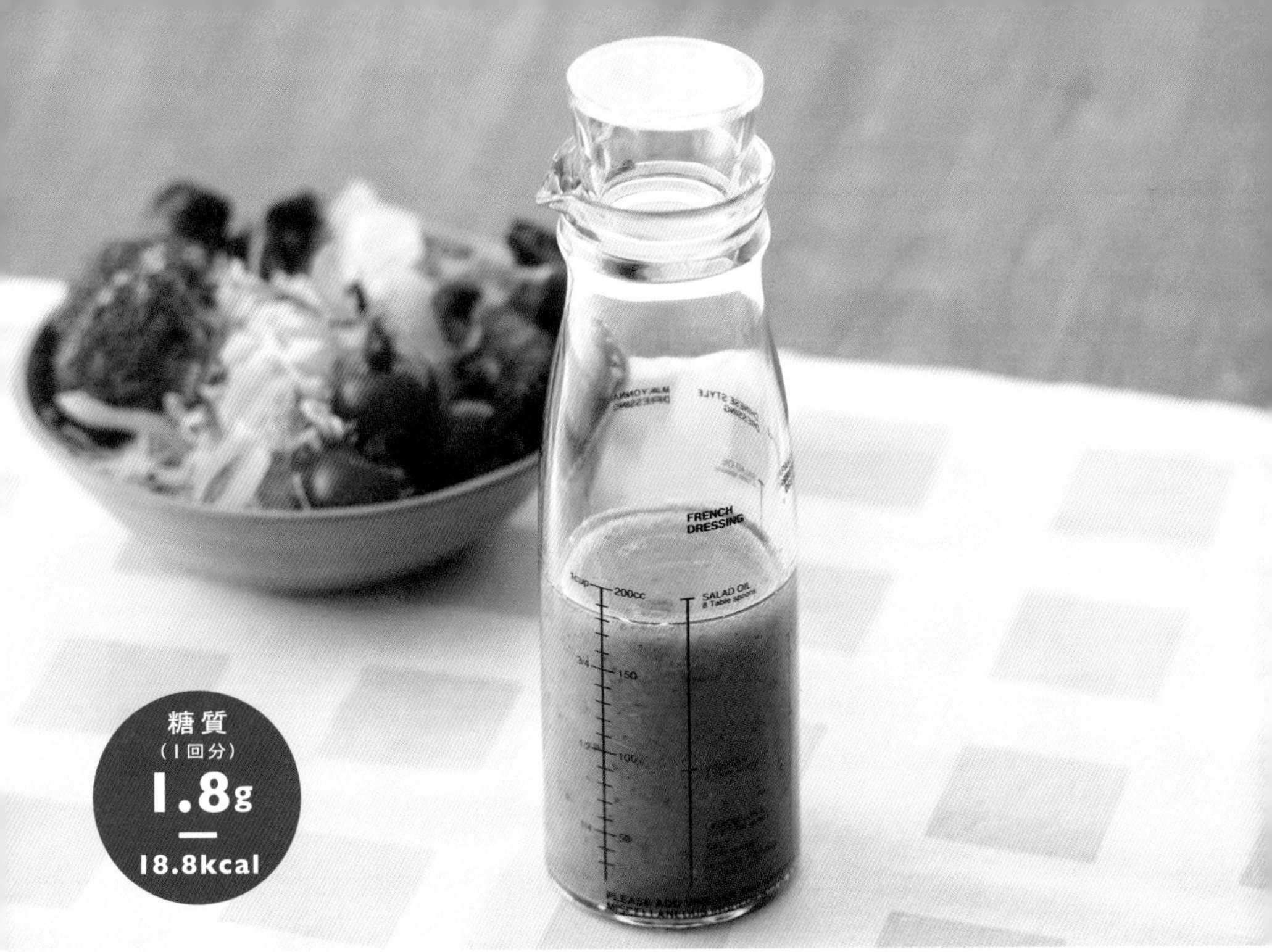

糖質
（1回分）
1.8g
18.8kcal

クエン酸や良質の油が便通を促進

栄養濃縮！梅ドレッシング

疲労回復　二日酔い

材料（4回分）

やせる野菜ジュース・大さじ2
（作り方はP66-67）
酢・大さじ2
梅干し・中粒1個
（練り梅チューブでも可）
レモン・1/3個
オリーブオイル
・小さじ1〜2
こしょう・少々

作り方

1 梅干しは細かくたたいておく。レモンを搾る。

2 ほかの材料とたたいた梅干しをよく混ぜ合わせる。

3 食べる直前にもよく混ぜて、サラダや肉料理など、お好みのものにかける。

ダイエット・健康効果

梅干しやお酢に含まれるクエン酸は代謝を高めるだけでなく、悪玉菌の増殖を抑え、便秘解消効果も。ダイエット中は油不足になりやすいのですが、良質の脂質、オリーブオイルをとることで、腸の蠕動運動を活発にし、便通を促します。

糖質
8g
384kcal

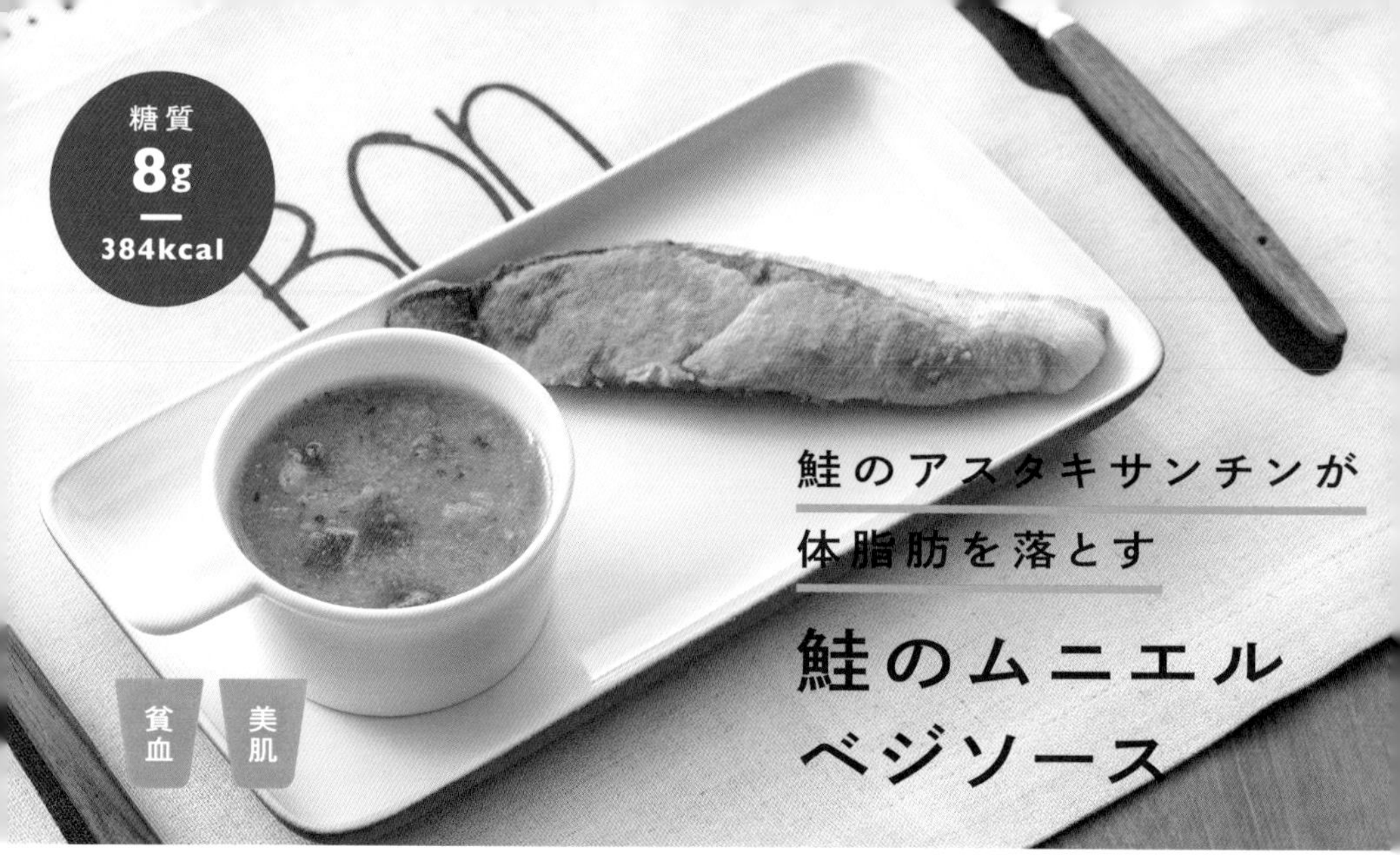

鮭のアスタキサンチンが
体脂肪を落とす

鮭のムニエル ベジソース

貧血　美肌

材料（1人分）

やせる野菜ジュース ◆ 50cc
（作り方はP66-67）
甘塩鮭 ◆ 1切れ
レモン ◆ 1/3個
プチトマト ◆ 中サイズ1個
おからパウダー ◆ 大さじ1
バター ◆ 5g
水（酒や白ワインでも） ◆ 30cc
こしょう ◆ 少々

ダイエット・健康効果

鮭には抗酸化作用の高いアスタキサンチンというカロテノイドが多く、脂肪肝の進行を抑制したり、体脂肪を減らす働きがあります。

調理のポイント

トマトは細かく刻むことで、リコピンを効率よく摂取できます。

作り方

1 鮭にこしょうをふり、おからパウダーをまぶす。

2 プチトマトを粗みじんに刻む。レモンは搾り、搾ったレモンから1cm角分の皮を薄く切り取って、細切りにしておく。

3 **2**のプチトマト、レモン汁、レモンの皮にやせる野菜ジュースを合わせ、ムニエルソースを作る。

4 フライパンを中火にかけ、バターを入れて、溶けたら鮭を入れる。

5 フライパンにふたをして2分くらいで裏面を確認し、焼き色がついたら、裏返して弱火で3分焼く。

6 両面に焼き色がついたら水を入れ、ふたをして2～3分蒸し焼きにする。

7 鮭の中まで火が通ったら、**3**のムニエルソースをかけていただく。

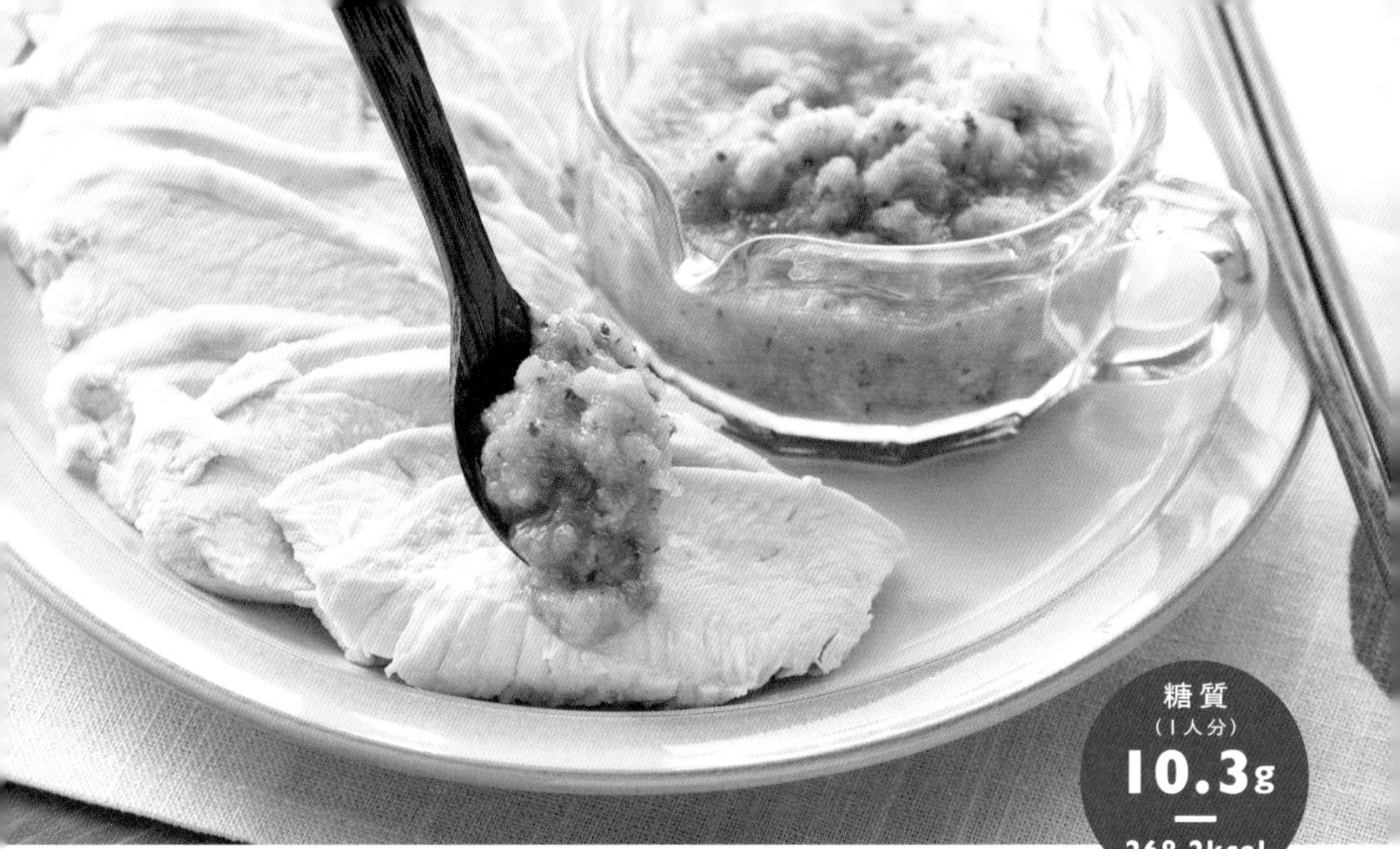

糖質
(1人分)
10.3g
268.2kcal

鶏肉のイミダゾールペプチドで代謝アップ

塩鶏の野菜たっぷりみぞれダレ

むくみ　疲労回復

材料(2人分)

やせる野菜ジュース・100cc
(作り方はP66-67)
鶏モモ肉・1枚
大根・3cm(葉に近い部分の方が辛味が少なくおすすめ)
水・500cc
塩・小さじ2
酢・大さじ2
麺つゆ・大さじ1
ごま油・小さじ1

作り方

1 鍋に水、塩を入れて火にかけ、沸騰したら、鶏肉を吹きこぼれない程度の中火で20分ほどゆでる。

2 大根をおろし、水気をしっかり切る。

3 **2**にやせる野菜ジュース、酢、麺つゆ、ごま油を合わせてみぞれソースを作る。

4 鶏がゆで上がったら粗熱を取り、食べやすく切って、みぞれソースをかける。

ダイエット・健康効果

鶏肉には脳疲労や筋肉疲労を回復させるイミダゾールペプチドが多く含まれており、代謝のよい体を作ります。また、おろした大根は辛み成分のイソチオシアネートを生成し、抗がん作用、抗菌作用、動脈硬化予防などさまざまな効果が期待できます。

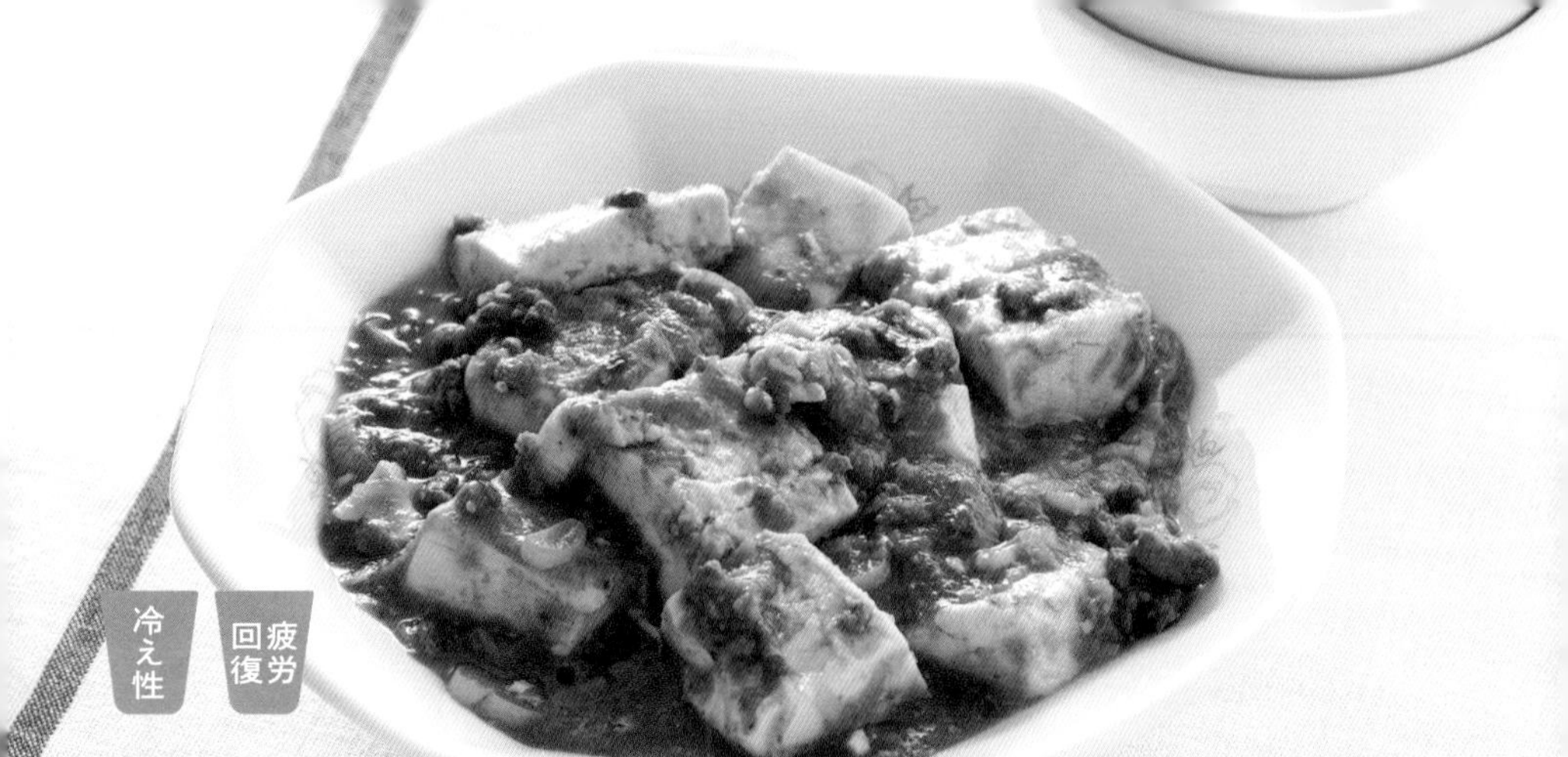

冷え性

疲労回復

発酵食品が腸内の善玉菌を増やす

腸美人の麻婆豆腐

糖質
31.5g
467kcal

材料（1人分）

豚ひき肉 ◆ 50g
木綿豆腐 ◆ 1丁
ねぎ ◆ 15cm
にんにく ◆ 1かけ
しょうが ◆ 1かけ
ごま油 ◆ 小さじ1
A
やせる野菜ジュース ◆ 100cc
（作り方はP66-67）
鶏がらスープ ◆ 100cc
甜麺醤《テンメンジャン》 ◆ 小さじ2
豆板醤《トウバンジャン》 ◆ 小さじ2
こしょう ◆ 少々
（お好みで）片栗粉、水 ◆ 大さじ１ずつ

※やせる野菜ジュースが入っているので、すでに多少とろみはありますが、さらにとろみをつけたい場合は、片栗粉を水で溶き、火を止めてから**4**のフライパンに加えて、弱火でとろみが出るまで混ぜる。

作り方

1 にんにくとしょうがをすりおろし、ねぎをみじん切りにする。

2 フライパンにごま油をひき、豚ひき肉、にんにくとしょうがのすりおろしを炒める。

3 肉に火が通ったら、ねぎを入れて軽く炒めたあと、**A**の材料を入れる。

4 火が通ったら豆腐を入れ、木べらで食べやすい大きさに切りくずしながら、炒め合わせ、こしょうを振り入れる。

ダイエット・健康効果

豆板醤や甜麺醤などの発酵食品は腸内の善玉菌を増やし、便秘解消に役立ちます。また、にんにくやしょうがなど、体を温める調味料を使っているので、代謝アップにもつながります。

低カロリーで満腹感のある春雨たっぷり

腹持ち満点 春雨酸《スー》辣《ラー》湯《タン》麺《メン》

冷え性

二日酔い

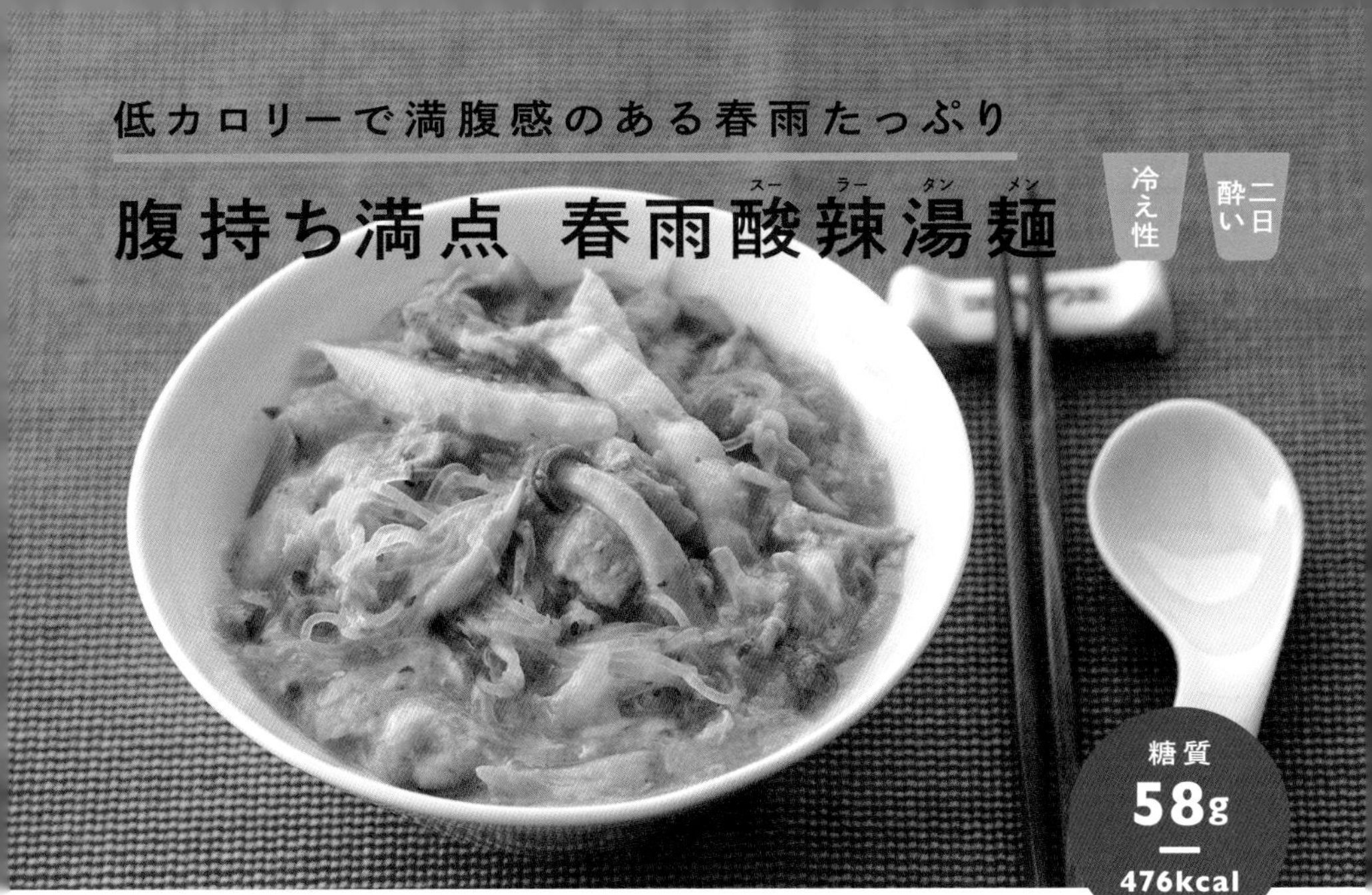

糖質

58g

476kcal

材料（1人分）

- 春雨・40g
- 豚肩ロース薄切り・50g
- にんじん・2cm
- 白菜・1枚
- しめじ・1/10株
- 卵・中1個
- ごま油・小さじ1
- **A**
  - やせる野菜ジュース・100cc（作り方はP66-67）
  - 鶏がらスープ・100cc
  - 酢・大さじ2
  - オイスターソース・小さじ2
- **B**
  - 片栗粉・大さじ1弱
  - 水（水溶き片栗粉用）・大さじ1
- 塩こしょう・少々
- ラー油・少々

ダイエット・健康効果

満腹感を得やすい春雨を使った一品。糖質の代謝を高めるビタミンB_1が豊富な豚肉や、食物繊維を多く含むしめじなど、具だくさんで栄養満点、食べごたえがあります。

作り方

1 春雨は表示通りにゆでる。豚肉は5～8mmの薄切り、にんじんは薄く千切り、白菜は5～8mmの細切り、しめじは石づきをとってほぐす。

2 **A**の分量を混ぜて合わせ調味料を作っておく。**B**を混ぜ、水溶き片栗粉にする。

3 フライパンにごま油を入れて、**1**で切った豚肉と野菜を中火で炒める。

4 火が通ったら、弱火にして**A**の合わせ調味料を入れ、温まったら火を止める。**B**の水溶き片栗粉を加えてかき混ぜ、弱火にかけてとろみがつくまで軽く混ぜる。

5 軽くほぐした卵を**4**に入れ、卵が好みの固さになるまで混ぜる。

6 器にゆでた春雨を入れ、**5**をかける。お好みで塩こしょう、ラー油をかける。

レジスタントスターチが血糖上昇を抑える

空腹撃退ホットポテトサラダ

冷え性　むくみ

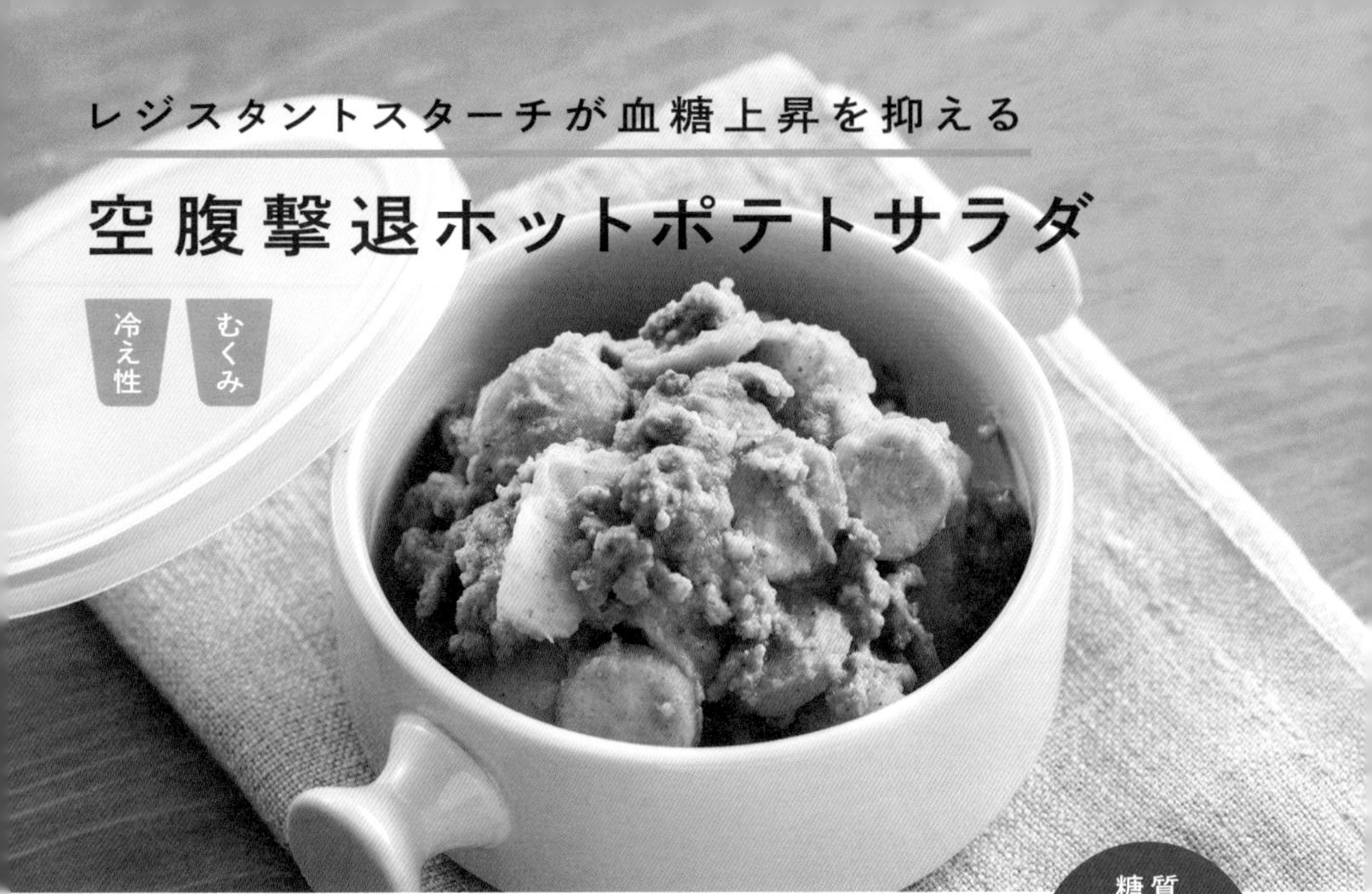

糖質
21.9g
281kcal

材料（1人分）

やせる野菜ジュース・100cc
（作り方はP66-67）
じゃがいも・中1個
豚ひき肉・50g
ウィンナー・1本
ウスターソース・大さじ1
塩こしょう・少々

作り方

1 ウインナーは5mm幅の輪切りにする。

2 じゃがいもは皮をむき、小さめの乱切りにする。耐熱皿に入れ、ぴったりラップをして、600Wのレンジで4分加熱する。

3 豚ひき肉を炒め、塩こしょうを少々ふり、ウィンナーも合わせて炒める。

4 **2**のじゃがいもの粗熱がとれて、手で触れるようになったら、ラップを外し、**3**のフライパンに加える。

5 じゃがいもを木べらで少しつぶしながら炒め、やせる野菜ジュースとウスターソースを加えて混ぜる。お好みで塩こしょうをして、味を調える。

ダイエット・健康効果

じゃがいもには、満腹ホルモンのコレシストキニンを分泌させる働きがあり、早く満腹感を得られるので、食べすぎ防げます。また、レジスタントスターチという難消化性でんぷんを含み、食物繊維と同様、糖の吸収を穏やかにして、血糖値の急上昇を抑えます。

低カロリーの甘々デザート

小倉とチーズのホットサンド

疲労回復　便秘

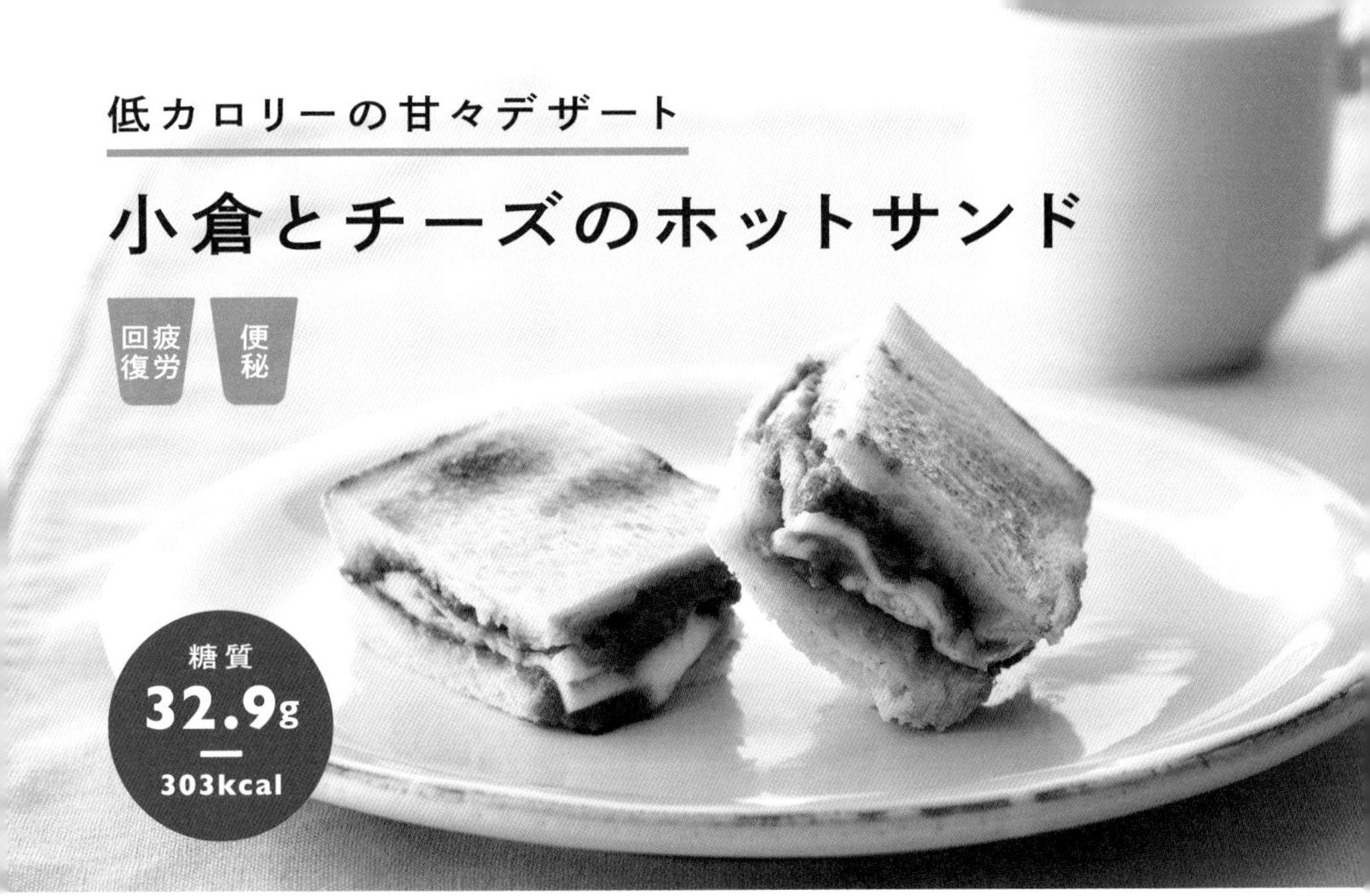

糖質
32.9g
303kcal

材料（1人分）

A | やせる野菜ジュース ◆ 大さじ1強（作り方はP66-67）
　| こしあん ◆ 大さじ1

食パン6枚切り ◆ 1枚
スライスチーズ ◆ 1枚
バター ◆ 5g

作り方

1 食パンの耳を落とし、常温に戻したバターを片面に薄く塗る。

2 Aを合わせたものをバターの上からまんべんなく塗る。

3 スライスチーズをその上に乗せ、トースターでチーズがとろけるまで焼く。

4 焼きあがったら真ん中で切り、2つを中合わせにして、サンド状に整える。

ダイエット・健康効果

生クリーム100gあたりのカロリーは430kcal、カスタードクリームは187kcalですが、こしあんなら100gあたり155kcalと低カロリー（つぶあんは244kcalと高めなので要注意！）。甘いものがほしくなったときにおすすめです。朝食か昼食の代用、または午後3時ごろまでのおやつとして。

調理のポイント

こしあんやバターは、食パンの真ん中はあまり塗らず、舌に当たる四方を中心に塗ることで、味わい深くなります。

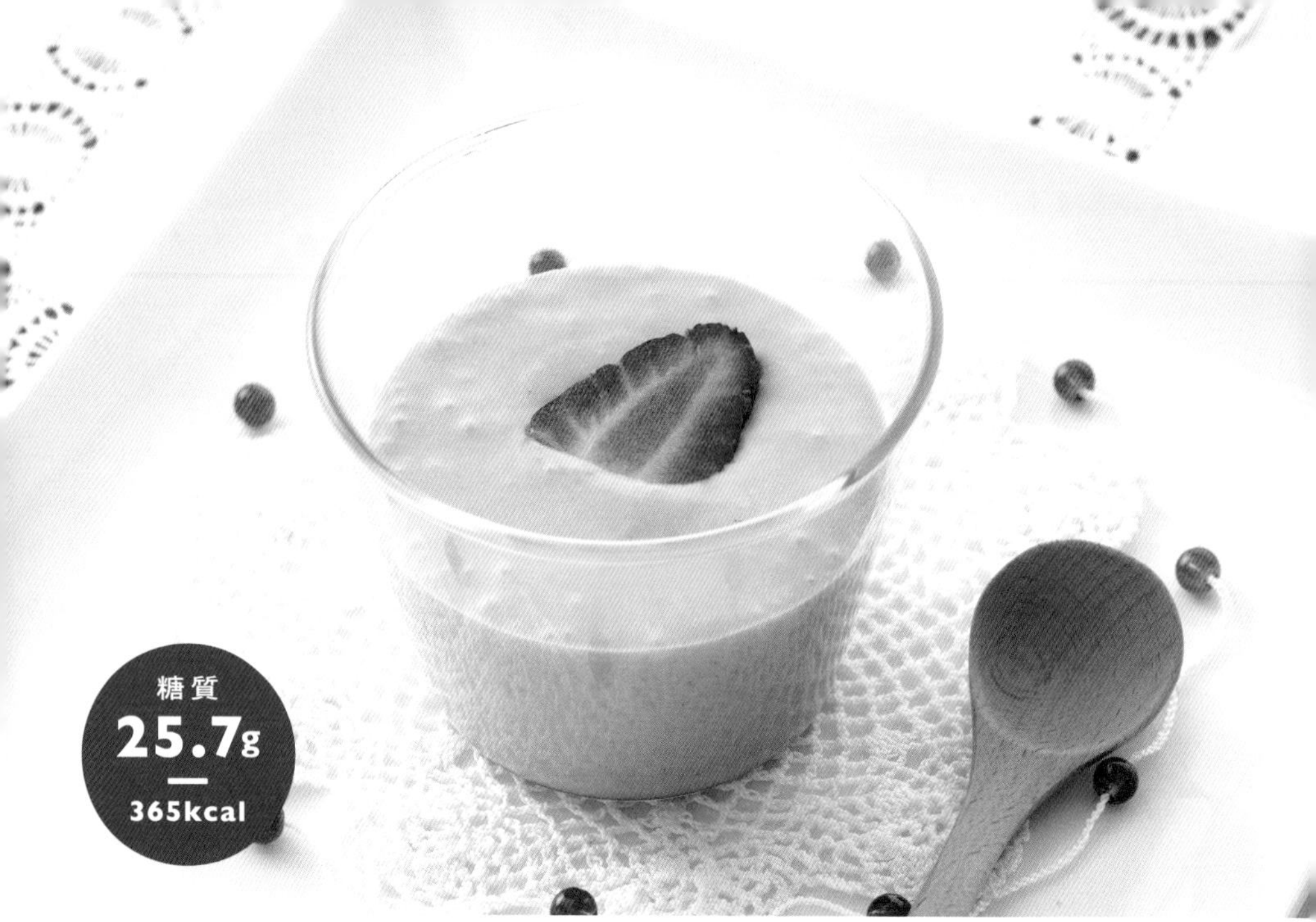

良質たんぱくのクリームチーズで空腹撃退

いちごのクリーミー・スリムアップスムージー

疲労回復　便秘

材料（1人分）

やせる野菜ジュース・50cc（作り方はP66-67）
クリームチーズ・50g
冷凍ストロベリー・1/2カップ（中粒5～6個）
生クリーム・大さじ2
はちみつ・大さじ1

作り方

すべての材料をミキサーに入れ、なめらかになるまで攪拌する。半分に切ったいちご（分量外）を上に置くと見栄えがよくなります。

ダイエット・健康効果

いちごは果物の中でもトップクラスでビタミンCが含まれており、ポリフェノールも豊富なので、高い抗酸化作用が期待できます。

調理のポイント

ブルーベリーやクランベリーなど、ほかのベリーを加えても、おいしくなります。

Part.7

おからパウダーと重曹で小腹解消お助けレシピ

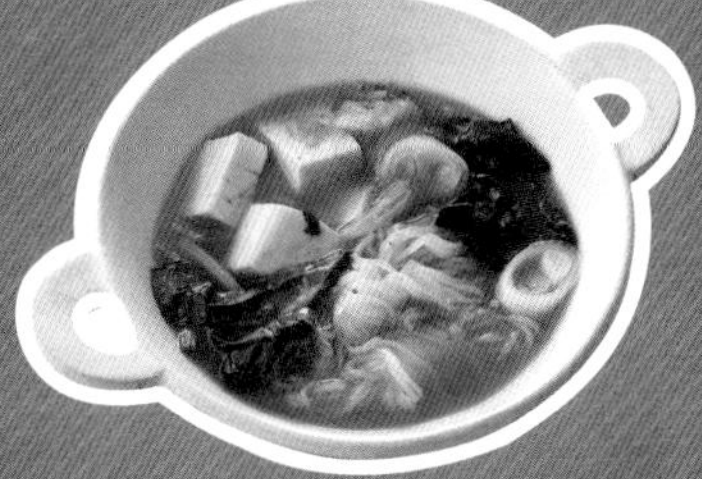

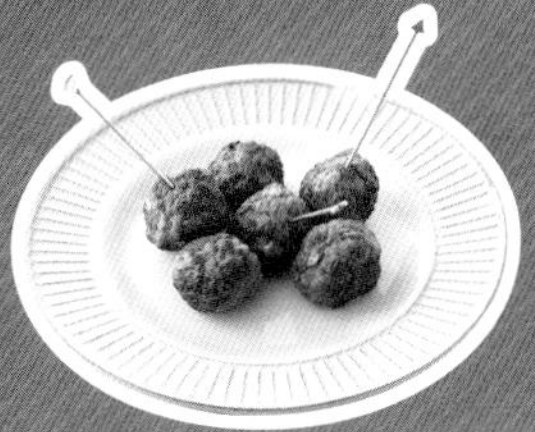

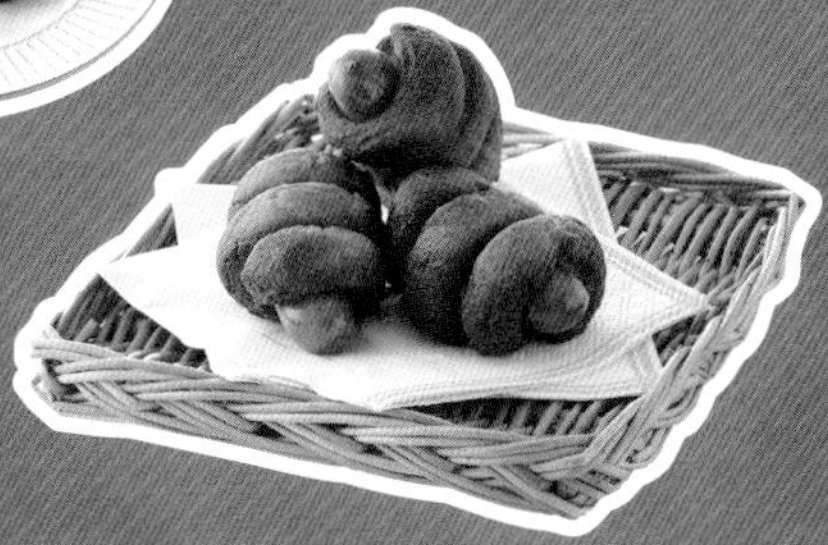

P30で紹介した「ベジファーストパウダー」の
おからパウダーと重曹を使った、
低カロリーで満腹になるレシピです。
小腹がすいたときの間食や夜食、
またおかずの一品として、活用してください。
甘いものに目がない人のために、
ダイエットに最適なスイーツもご紹介。

ダイエット効果をさらに高めたい場合、重曹の量を表示より増やしてもOKです。

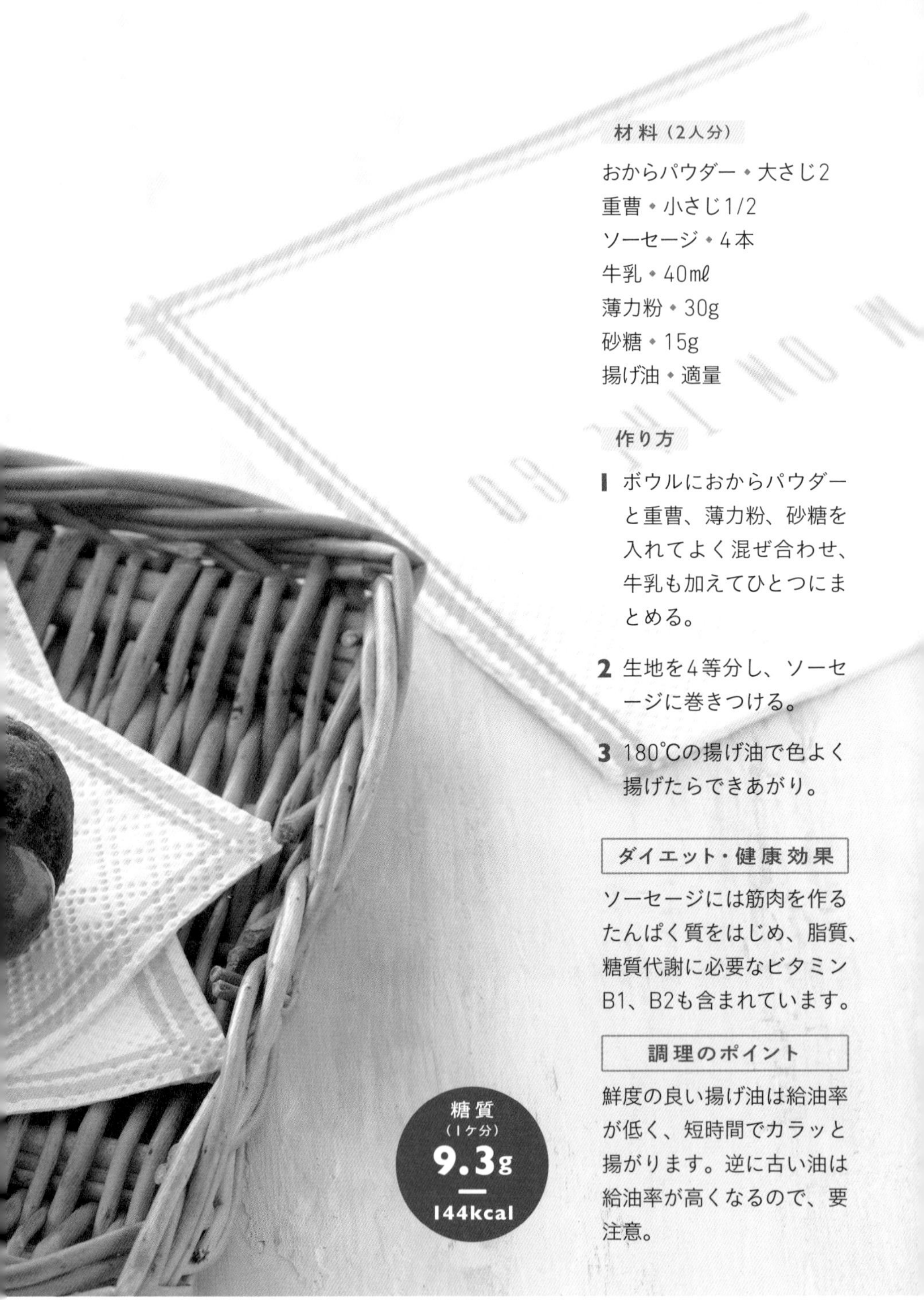

糖質
（1ケ分）
9.3g
144kcal

材料（2人分）

おからパウダー ◆ 大さじ2
重曹 ◆ 小さじ1/2
ソーセージ ◆ 4本
牛乳 ◆ 40mℓ
薄力粉 ◆ 30g
砂糖 ◆ 15g
揚げ油 ◆ 適量

作り方

1 ボウルにおからパウダーと重曹、薄力粉、砂糖を入れてよく混ぜ合わせ、牛乳も加えてひとつにまとめる。

2 生地を4等分し、ソーセージに巻きつける。

3 180℃の揚げ油で色よく揚げたらできあがり。

ダイエット・健康効果

ソーセージには筋肉を作るたんぱく質をはじめ、脂質、糖質代謝に必要なビタミンB1、B2も含まれています。

調理のポイント

鮮度の良い揚げ油は給油率が低く、短時間でカラッと揚がります。逆に古い油は給油率が高くなるので、要注意。

おからとソーセージで腹持ち抜群！

満腹やせ
おからドーナツ

便秘

冷え性

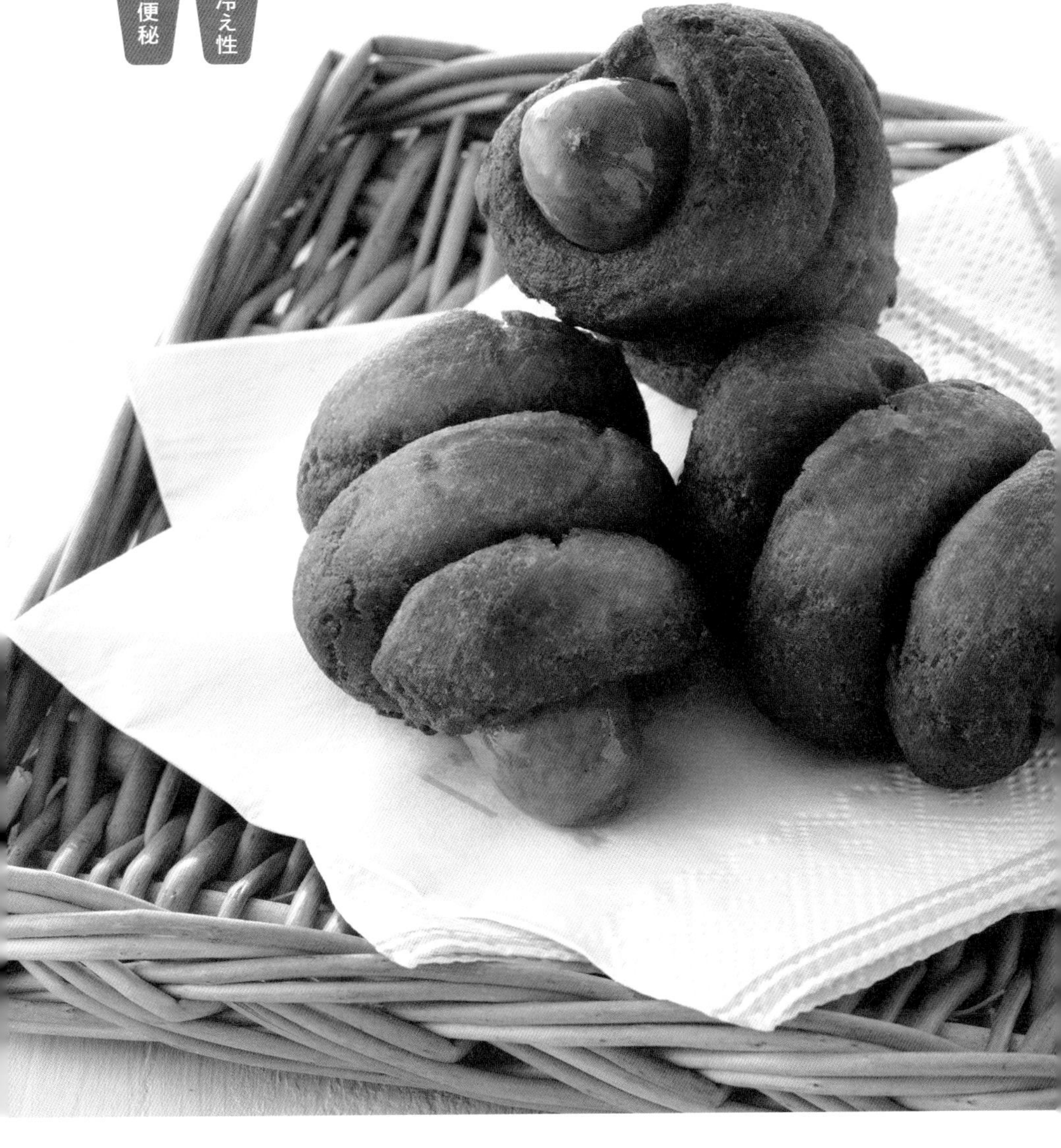

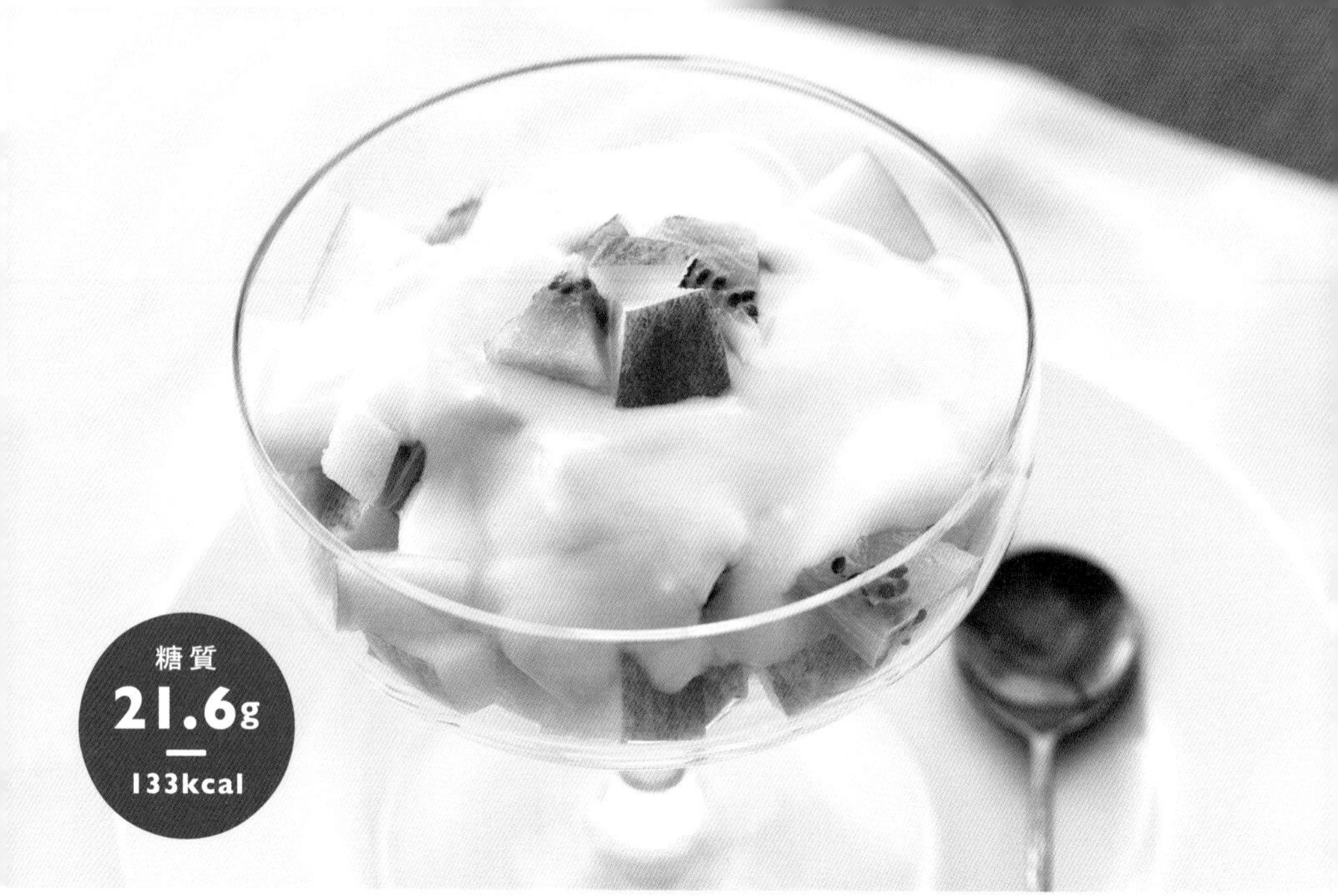

おからパウダーと重曹で整腸効果アップ

腸活フルーツヨーグルト

便秘 美肌

材料（1人分）

おからパウダー ◆ 大さじ1
重曹 ◆ 小さじ1/5
プレーンヨーグルト ◆ 50g
りんご ◆ 1/4個
キウイ ◆ 1/2個
はちみつ ◆ 小さじ1

作り方

1 りんごとキウイを角切りにする。

2 ヨーグルトに重曹とおからパウダーを入れて混ぜる。

3 **2**にりんご、キウイ、はちみつを加えてできあがり！

ダイエット・健康効果

キウイは腸内環境を整え、脂肪や糖分の吸収を抑制する食物繊維が豊富。りんごには脂肪分解をサポートするりんごポリフェノールが含まれています。

調理のポイント

フルーツはすりおろしてもOK。はちみつをオリゴ糖や0キロカロリーの砂糖(ラカンカやアスパルテーム)に変えるとカロリーオフに。

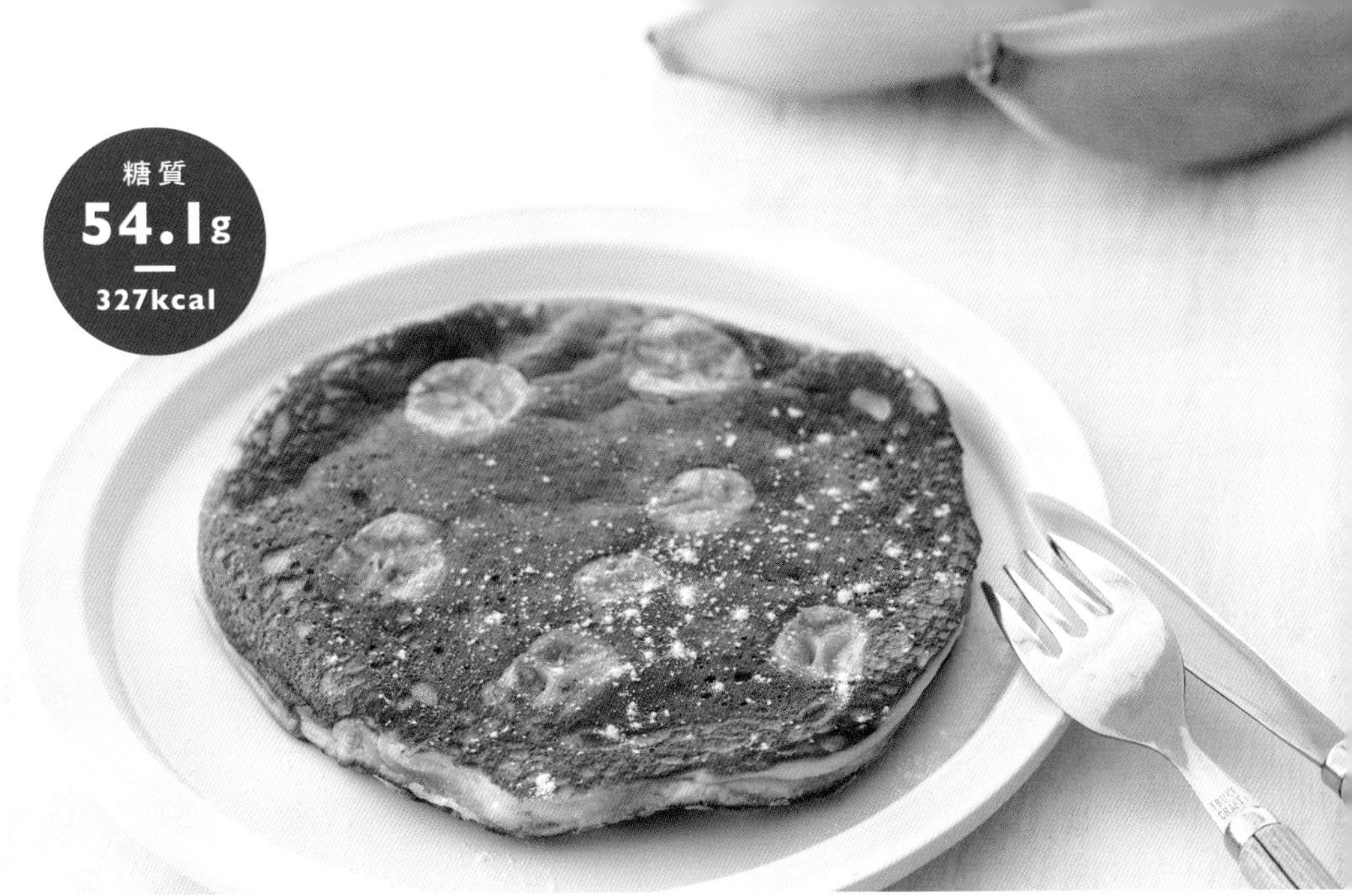

糖質
54.1g
327kcal

腹持ちのいいバナナで満腹感アップ

ヘルシーバナナパンケーキ

不眠　むくみ

材料（1人分）

おからパウダー・大さじ1
重曹・小さじ1/2
バナナ・1/2本（2cmほどに切る）
ヨーグルト・50g
牛乳・50mℓ
薄力粉・50g
砂糖・10g
サラダ油・適量

作り方

1 ボウルにおからパウダー、重曹、薄力粉、砂糖を入れ、全体が混ざったら、牛乳とヨーグルトを加えてさらに混ぜる。

2 フライパンに油をひいて熱し、1を流し入れる。表面がふつふつとしてきたら、バナナを埋め込み、ひっくり返す。

3 3分ほど焼き、焼き色がついたらできあがり。

ダイエット・健康効果

ヨーグルトや牛乳の乳酸菌、バナナのオリゴ糖が腸内環境を整えます。バナナにはエネルギー消費に必要なビタミンB群やむくみ予防のカリウムも多く含まれています。

調理のポイント

バナナをりんごに変えてもおいしくなります。砂糖を0キロカロリーの砂糖(ラカンカやアスパルテーム)に変えるとカロリーオフに。

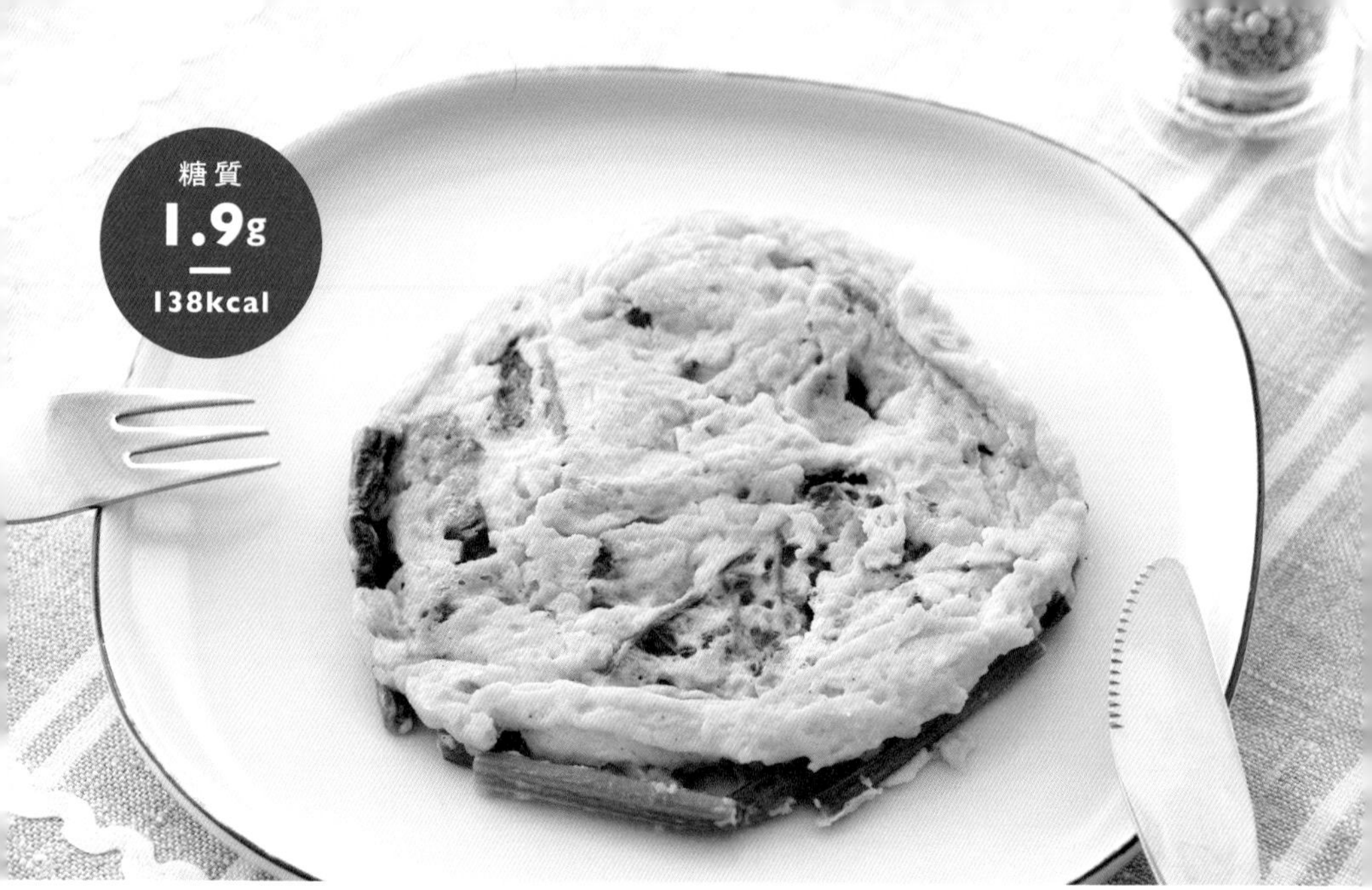

たんぱく質をしっかりとって筋肉量アップ

豆乳美人オムレツ

冷え性　貧血

材料（1人分）

おからパウダー・大さじ1/2
重曹・小さじ1/5
卵・1個
ほうれん草・1束
無調整豆乳・50㎖
塩こしょう・少々
サラダ油・小さじ1/2

作り方

1 ほうれん草を3cm幅に切る。

2 サラダ油以外の材料をすべて混ぜる。

3 フライパンに油を熱し、**2**を入れる。

4 まわりが固まってくるまで、菜ばしでしっかり混ぜながら加熱する。

5 ひっくり返して反対の面も焼き、器に盛る。

ダイエット・健康効果

卵、豆乳、おからでしっかりとたんぱく質を摂取することで、筋肉量アップにつながり、さらに満腹感が増します。

調理のポイント

すべての材料をしっかり混ぜないと粉っぽさが残るので、**2**の段階でしっかり混ぜましょう。

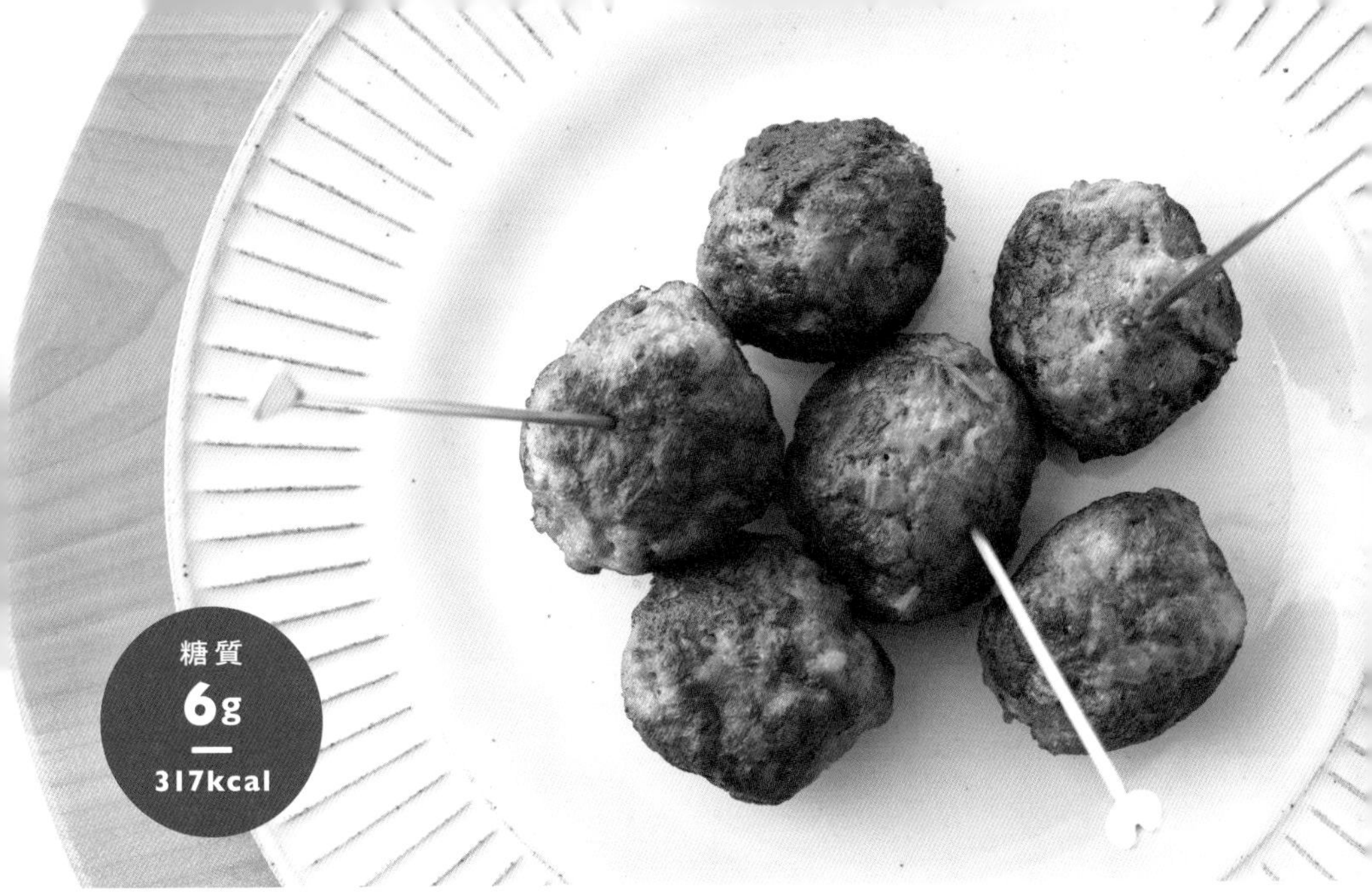

糖質
6g
317kcal

豚肉のビタミンB_1が糖質の代謝を促す

メタボ卒業一口ハンバーグ

疲労回復　美肌

材料（1人分）

おからパウダー・大さじ1
重曹・小さじ1/5
豚ひき肉・100g
玉ねぎ・1/4個
ブロッコリー・1房
卵・1/2個
ほんだし・小さじ1/4
塩こしょう・少々
ごま油・適量

作り方

1 玉ねぎはみじん切りにして、600Wの電子レンジで2分加熱する。ブロッコリーはみじん切りにする。

2 ボウルにごま油以外の材料を入れて混ぜ、一口大に丸める。

3 ごま油を熱したフライパンに**2**を入れてふたをし、焼き目がついたら転がしながら、全体に火を通す。

ダイエット・健康効果

糖質の代謝を促すビタミンB_1の多い豚肉を使ったレシピです。

調理のポイント

ひき肉を減らして、その分おからパウダーを増やすとヘルシーになります。糖質の少ないブロッコリーを多めに入れても、かさ増しになり、おすすめ。

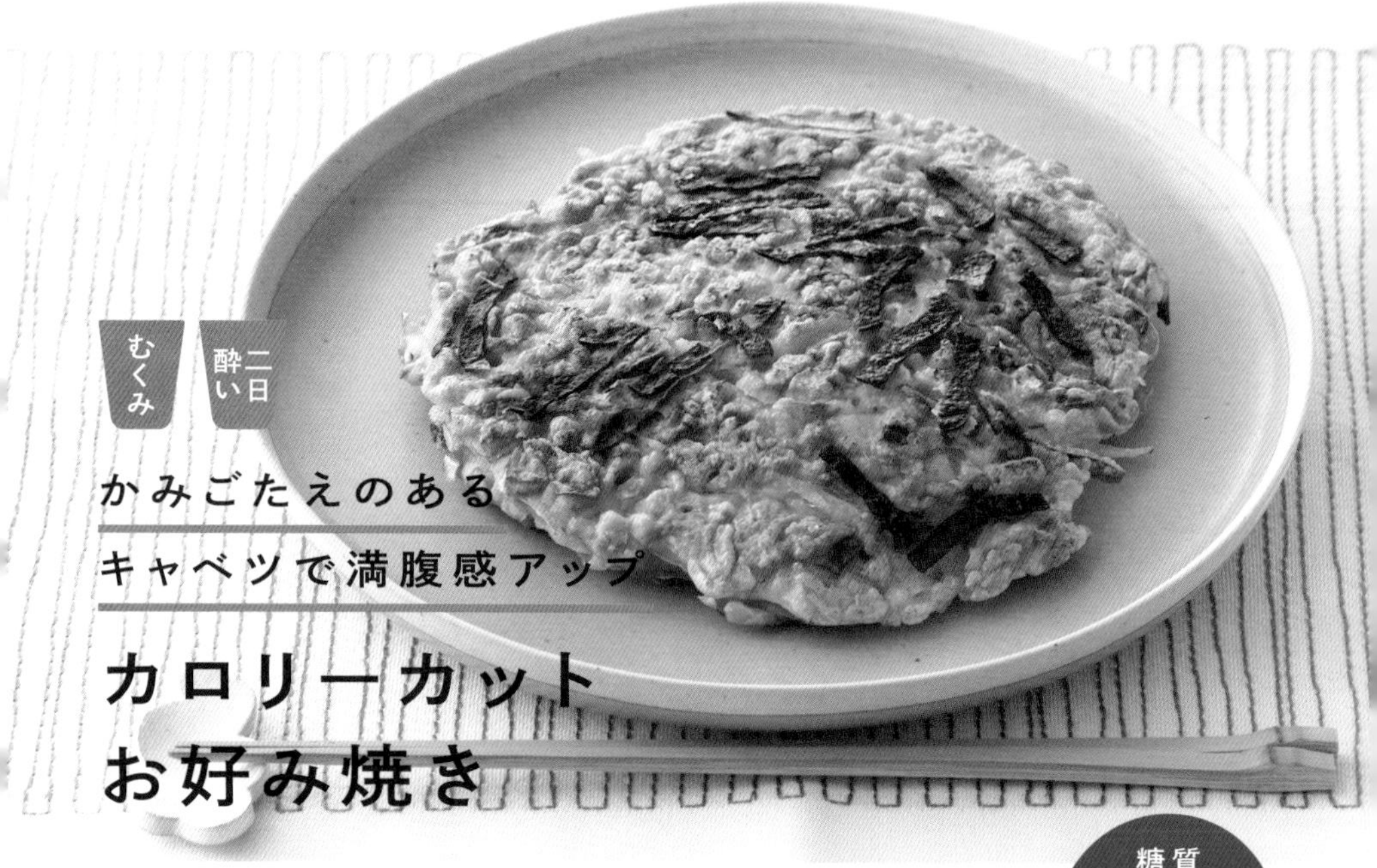

むくみ　二日酔い

かみごたえのある
キャベツで満腹感アップ

カロリーカット お好み焼き

糖質
40.8g
344kcal

材料（1人分）

おからパウダー・大さじ1
重曹・小さじ1/2
薄力粉・60g
水・80g
キャベツ・1枚（50g）
ロースハム・1枚
卵・1個
かつおぶし・適量
中濃ソース・適量

作り方

1 キャベツを千切りにする。ロースハムを細切りにする。

2 ボウルにおからパウダーと重曹を入れて水で溶かし、薄力粉を混ぜる。

3 **2**に卵を割り入れ、**1**のキャベツとロースハムを入れて混ぜる。

4 フライパンに油（分量外）を熱し、**3**のたねを流し入れる。

5 5分くらいしたらひっくり返し、反対側も焼き、火が通ったら、ソース、かつおぶしをかける。

ダイエット・健康効果

キャベツがたっぷり入ることで、食感が増してかむ回数が増え、満腹感がアップ。

調理のポイント

粉類をしっかり混ぜると、パサパサになりません。中濃ソースはかけすぎると糖質がアップするので注意です。ソースの代わりに青のりや紅しょうがなどを加えると、風味豊かでおいしく食べられます。

食物繊維たっぷりで腸内スッキリ

代謝アップ！ピリ辛チゲ鍋

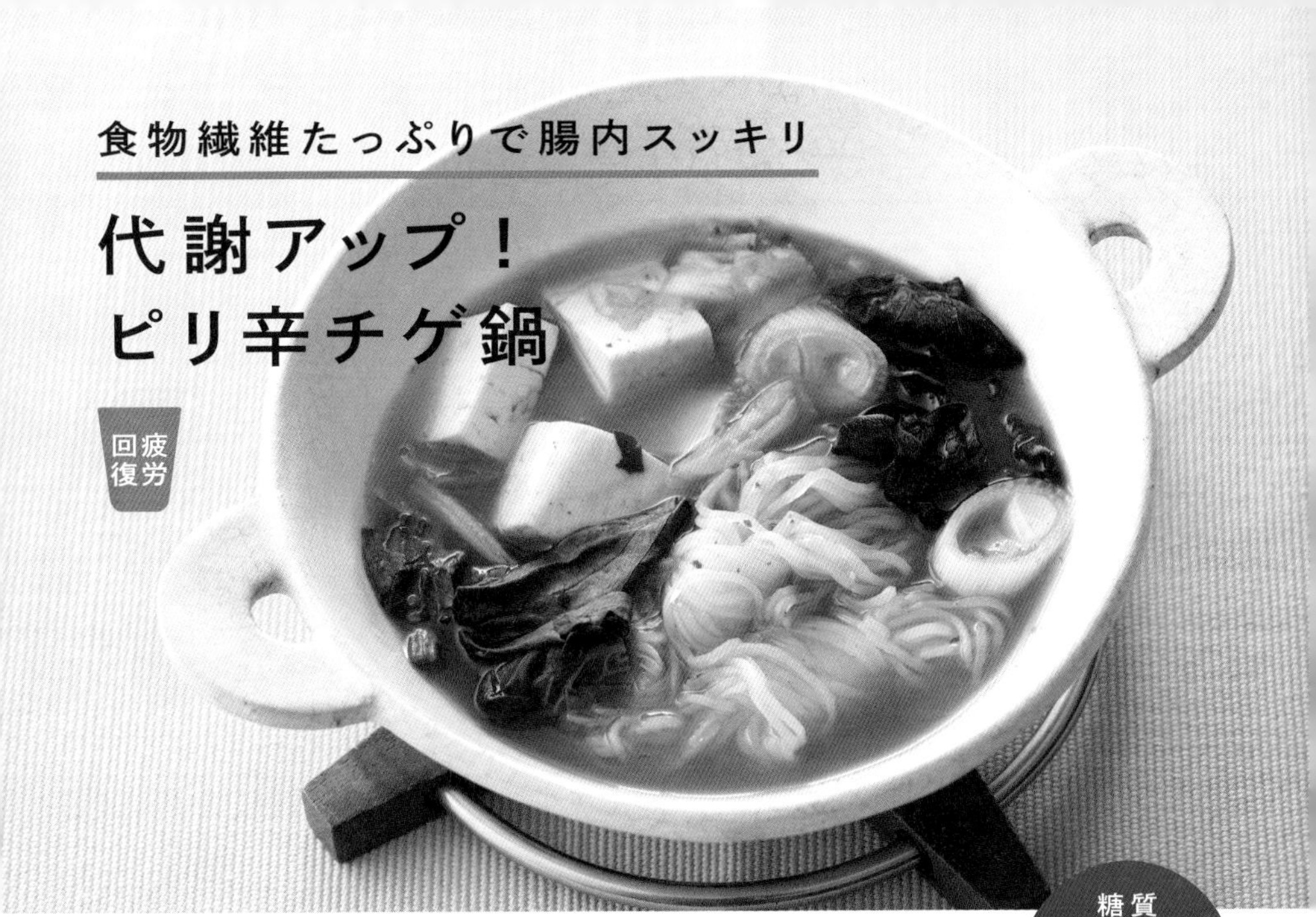

疲労回復

糖質 **13.1g**
135kcal

材料（1人分）

おからパウダー・大さじ1
重曹・小さじ1/5
豆腐・50g
ほうれん草・2茎（50g）
糸こんにゃく・50g
長ねぎ・1/4本
キムチ・30g
きくらげ・3個（1g）

A
鶏ガラスープ・200mℓ
にんにくチューブ・1cm
コチュジャン・小さじ2
（辛さはお好みで調節）
豆板醤・小さじ2
（辛さはお好みで調節）

作り方

1 **A**の材料を鍋に入れ、火にかけて沸騰させる。

2 豆腐、ほうれん草、糸こんにゃく、長ねぎ、キムチ、きくらげを一口大に切り、**1**の鍋に加えて、ひと煮立ちさせる。

3 **2**におからパウダーと重曹を加えてよく混ぜ、火を止める。

ダイエット・健康効果

食物繊維の多い糸こんにゃくやきくらげで脂質、糖質の吸収を抑えるとともに、腸内環境を整えます。辛みのあるスープは体を芯から温め、代謝を上げます。

調理のポイント

糸こんにゃくやきくらげなど、低カロリーのヘルシー食材を多用することで、食べごたえが増します。ほかにも旬の野菜を活用して、具だくさんにするのがおすすめです。

ちょっとだけ
物足りないときの救世主

ほうれん草の満腹サポート卯の花

不眠

疲労回復

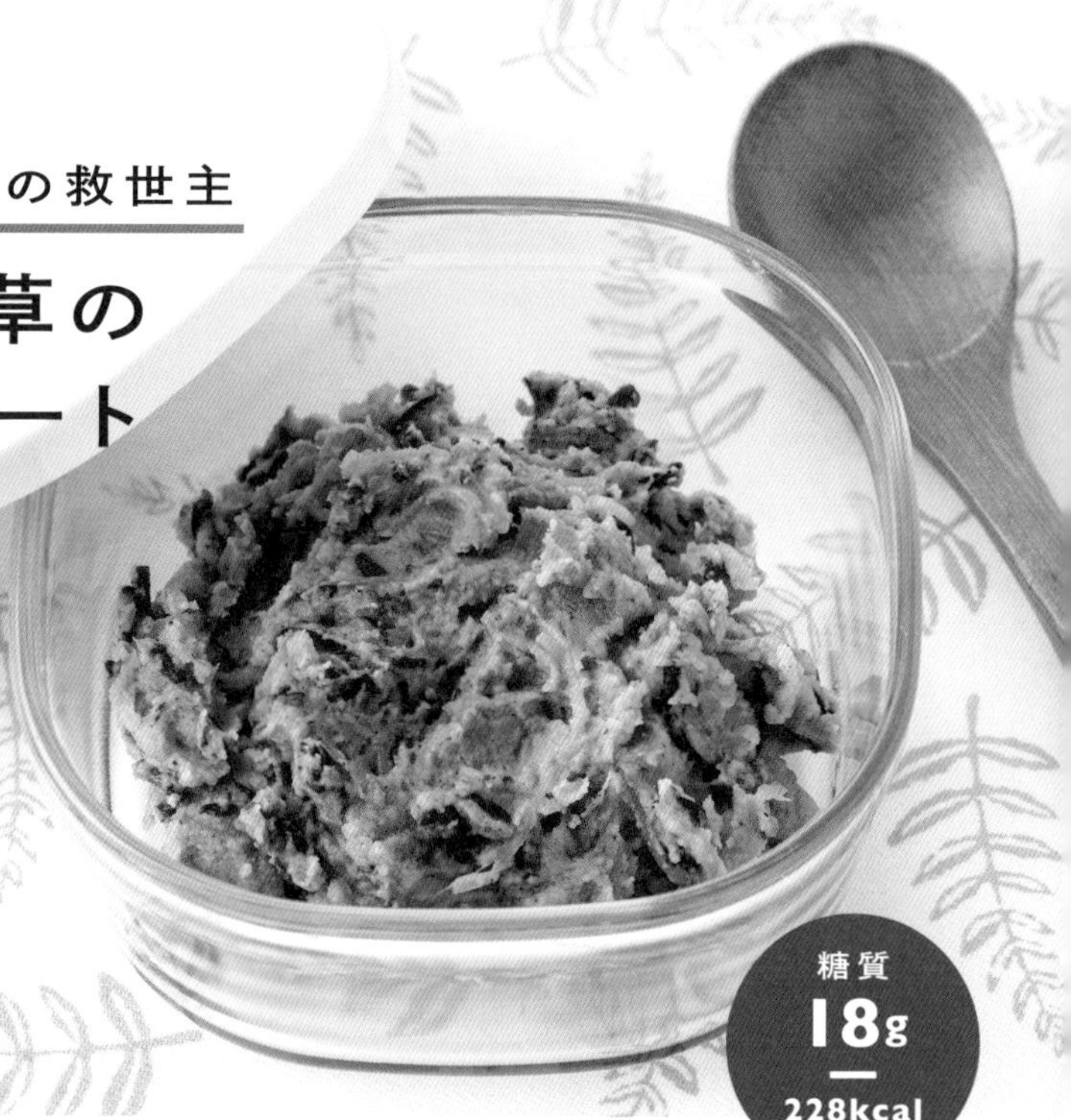

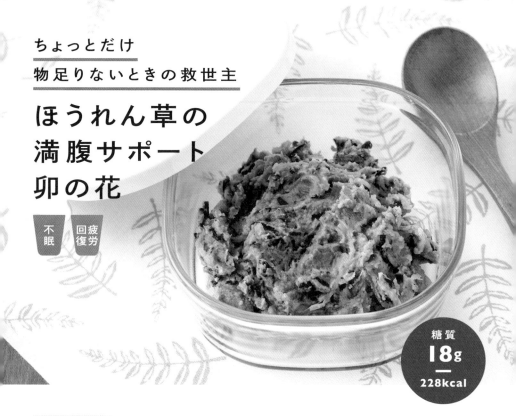

糖質 18g

228kcal

材料（1人分）

おからパウダー・大さじ4
重曹・小さじ1/5
ほうれん草・1束
糸こんにゃく・30g
玉ねぎ・1/10個
にんじん・1/5本
ひじき・3g
ごま油・小さじ1
A しょうゆ・小さじ2
みりん・小さじ2
砂糖・小さじ2
だし・小さじ1
水・160g

作り方

1 ほうれん草は2cm幅、糸こんにゃくはざく切り、玉ねぎは薄切り、にんじんは細かいさいの目に切る。ひじきは水でもどす。

2 フライパンでごま油を熱し、ほうれん草、玉ねぎ、にんじんに火を通し、その後こんにゃく、ひじきを炒める。

3 2のフライパンにAの材料とおからパウダー、重曹を入れ、水分が飛ぶまで煮る。

ダイエット・健康効果

繊維質の多い野菜類を使い、腸内環境を整えます。また、ダイエットの際に不足しがちな鉄分がひじき、ほうれん草で補えます。

調理のポイント

最後に焦がさないよう、水分が飛ぶまでじっくり炒めましょう。

特別編

Special

野菜ジュースダイエットに
プラス！
ラクやせエクササイズ

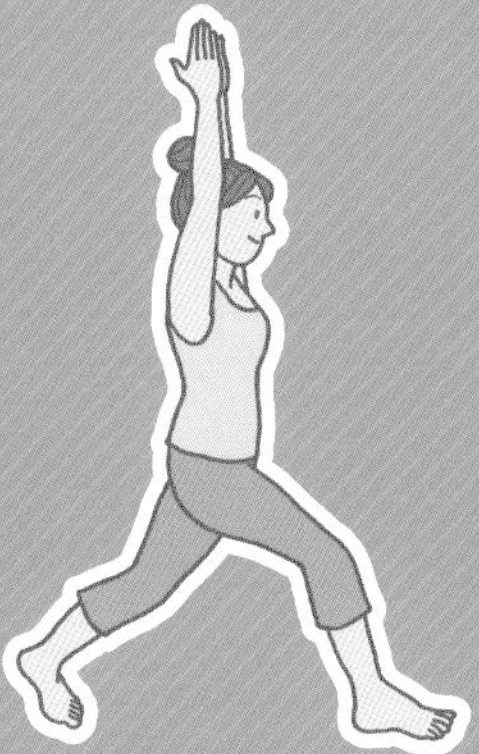

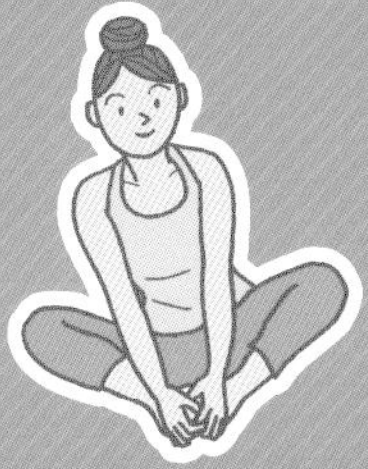

「ベジファーストパウダー」「やせる野菜ジュース」には、
筋肉の強化・維持に必要なたんぱく質が豊富に含まれています。
そこで、ヨガインストラクターの資格をお持ちの望月先生に、
野菜ジュースダイエットに運動をプラスすることで、
さらなるダイエット効果が期待できる
簡単エクササイズを考案してもらいました！

エクササイズ開発協力：matou Tokyo ABM

筋肉量を増やし、体脂肪を落とす

ひざ腰らくらくスクワット

効果

- ●太ももの引き締め
- ●ぽっこりおなかを撃退

1分間に6回×2～3セット

通常のスクワットよりスタンスを広げることで、
ひざや腰に負担をかけにくく、自宅で簡単にできるエクササイズです。

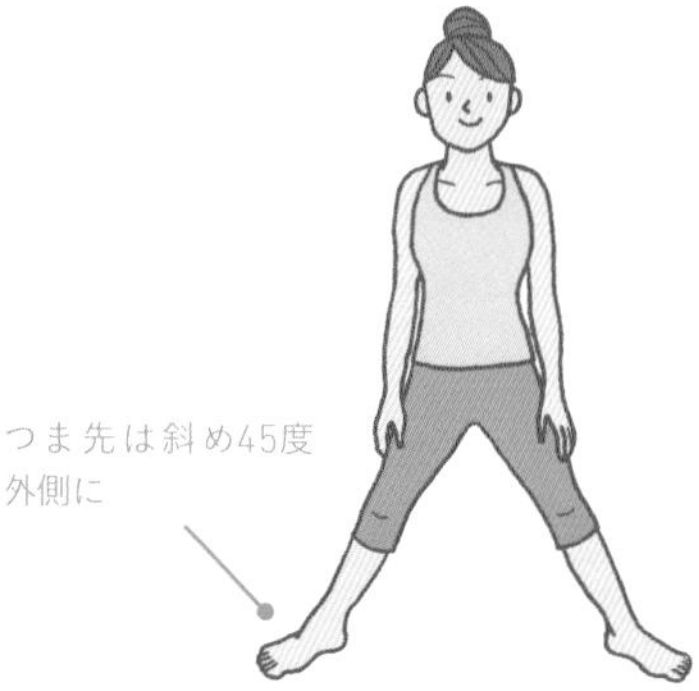
つま先は斜め45度
外側に

1 足を肩幅の倍から
2.5倍くらい開いて立ちます。

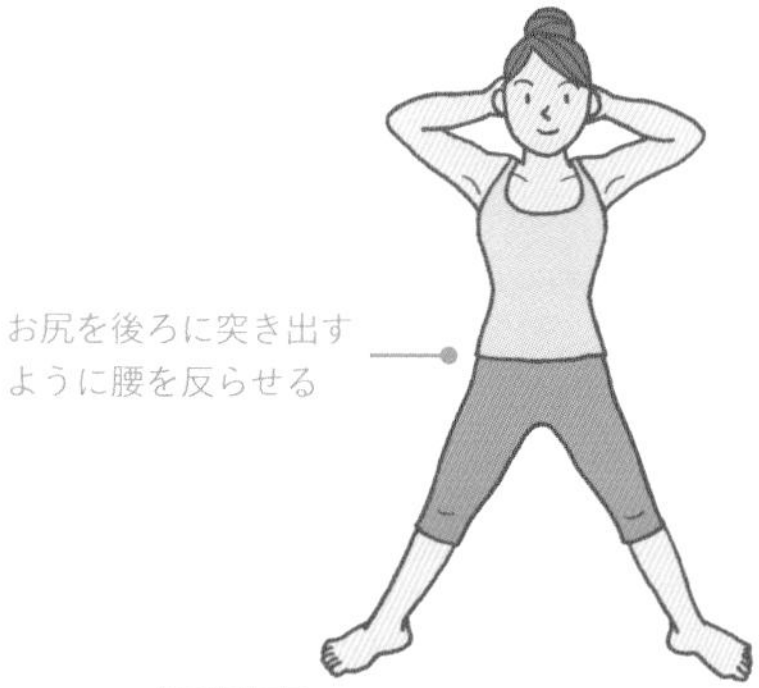
お尻を後ろに突き出す
ように腰を反らせる

2 手を頭の後ろで組み、
胸を突き出します。

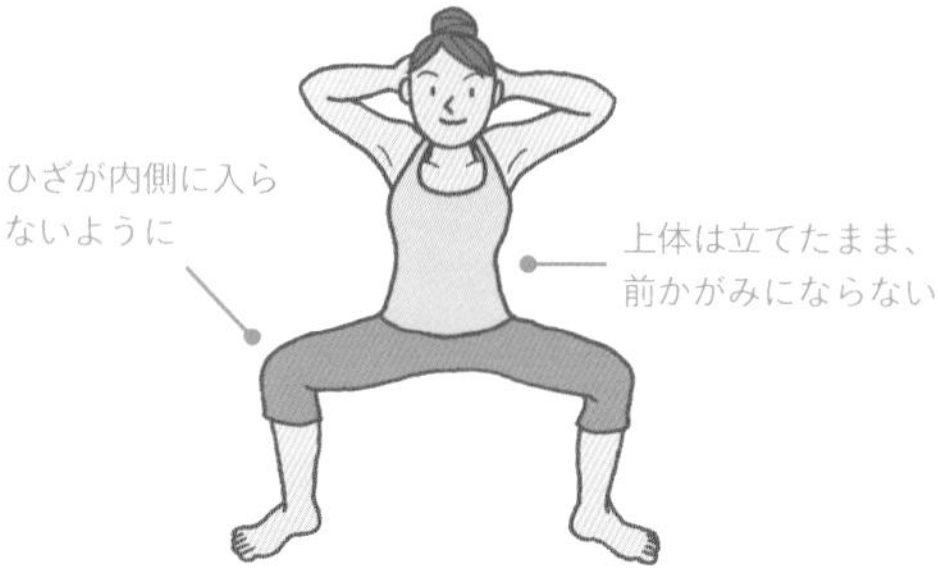
ひざが内側に入ら
ないように
上体は立てたまま、
前かがみにならない

3 ひざを90度まで
ゆっくり曲げていきます。

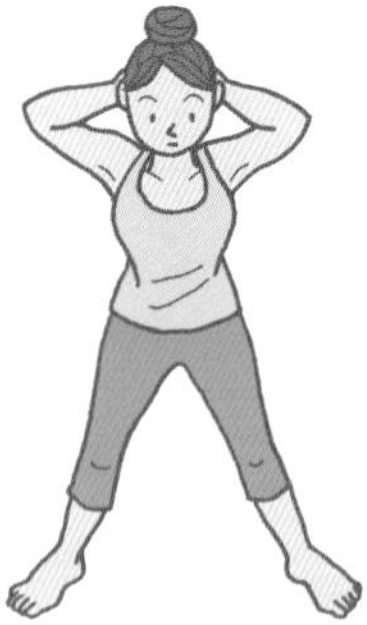

NG ひざが内側に入ったり、
前かがみになったり
しないように注意。

つらい方は ▶ テーブルや椅子の背もたれに両手をついて行ってもＯＫ。

肩甲骨から脇腹のぜい肉スッキリ

ぎゅぎゅっと腰やせランジ

効果

- ●ウエストのくびれを作る
- ●太ももの引き締め
- ●肩こり、むくみの改善

左右の足それぞれ６回×２〜３セット

全身の代謝をアップするエクササイズです。
太ももの裏のハムストリングをしっかり伸ばしましょう。

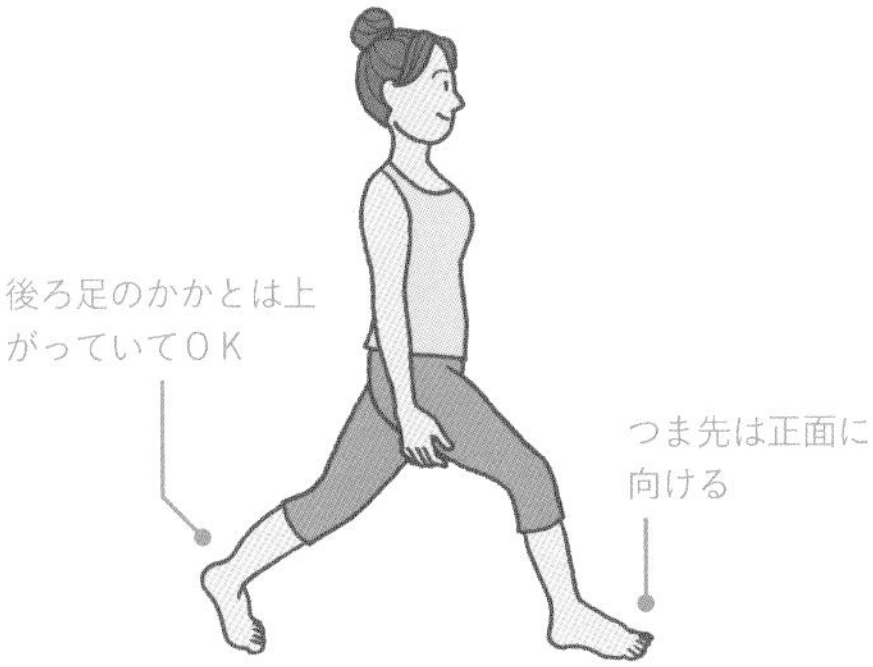
後ろ足のかかとは上がっていてＯＫ
つま先は正面に向ける

1 右足を大きく前に踏み出します。

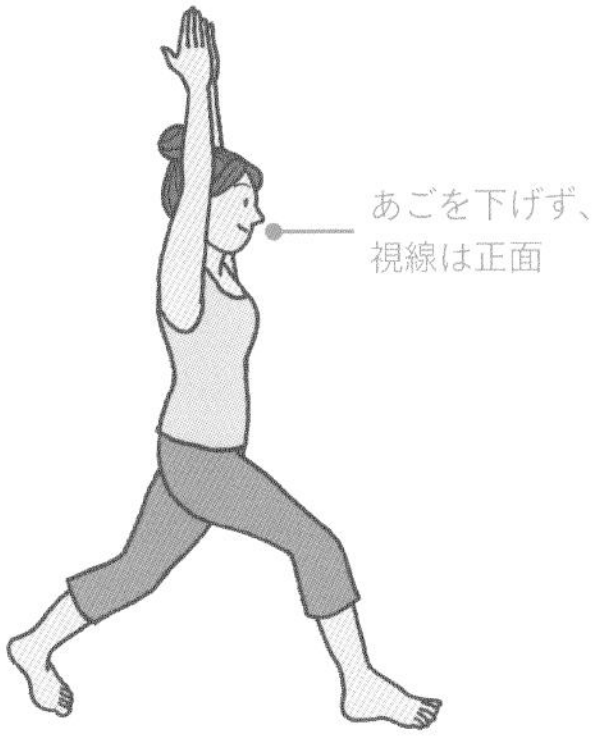
あごを下げず、視線は正面

2 両腕をまっすぐ上に伸ばし、手のひらを合わせます。

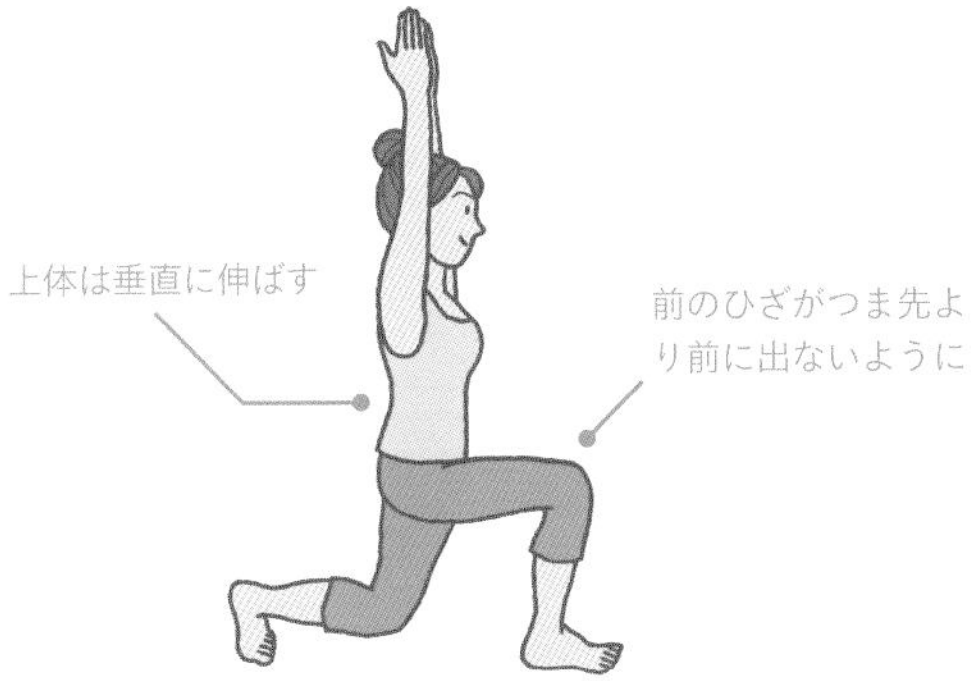
上体は垂直に伸ばす
前のひざがつま先より前に出ないように

3 後ろひざを90度曲げることを意識して、腰を真下に落とします。
２〜３を６回繰り返したら、逆の足も同様に。

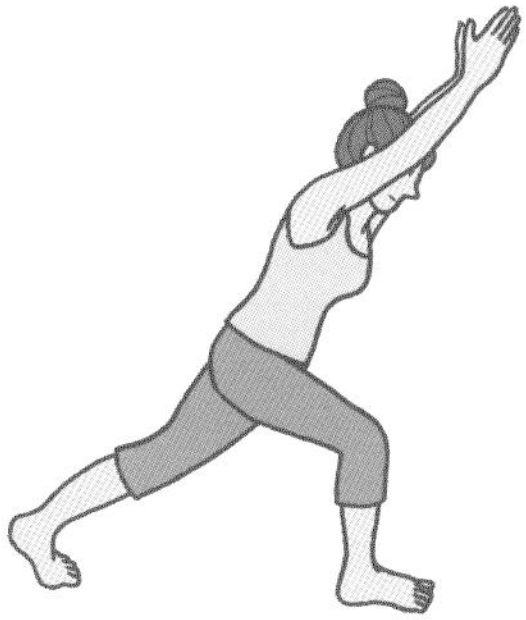

NG 上半身が前に倒れないように。

つらい方は ▶ 手を上げずに行ってもＯＫ。

体のゆがみを整え下半身太り解消

おなかから燃焼 腹式深呼吸

効果
- 骨盤のゆがみを整える
- 内臓脂肪を減らす

1,2のあと、3～5をゆっくり2セット

エクササイズをしながら、腹式呼吸をすることで、
内臓脂肪を減らす効果も期待できます。

1 足を開いて座り、
足の裏同士を合わせて
足の親指をつかみます。

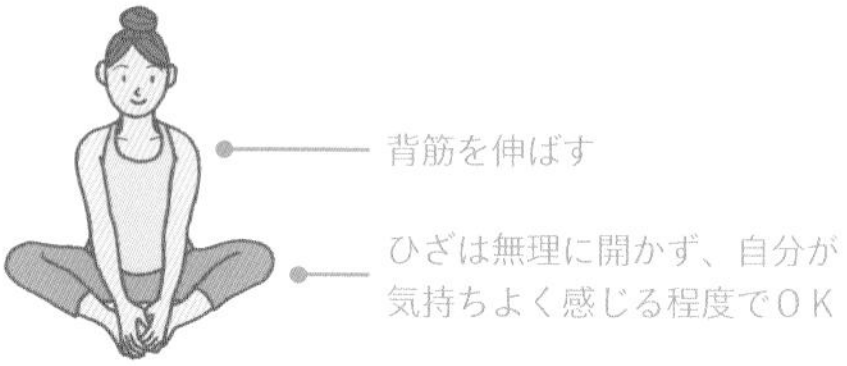
背筋を伸ばす
ひざは無理に開かず、自分が
気持ちよく感じる程度でＯＫ

2 坐骨(座ったときに座面に
接する左右2つの骨)を
軸にして、骨盤を左右に
軽く5～6往復ゆらします。

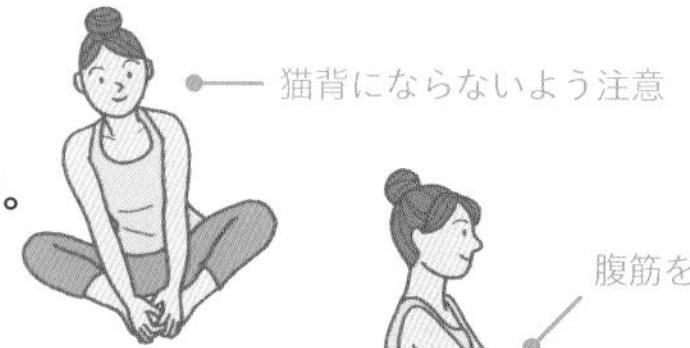
猫背にならないよう注意

3 骨盤をゆらすのをやめ、
口から息を吐きながら、
意識的におなかを限界までへこませます。

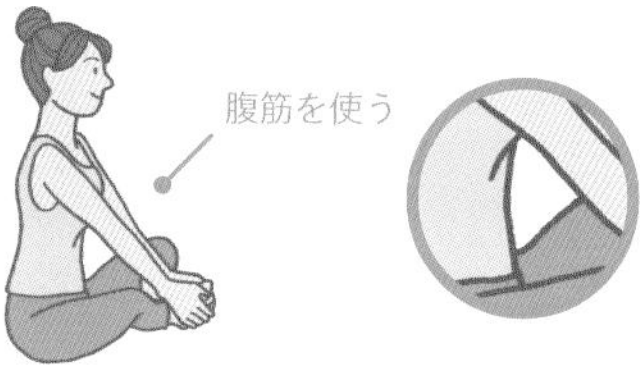
腹筋を使う

4 鼻から一気に息を吸いながら、意識的におなかを
限界まで膨らませます。一瞬キープして、
ゆっくり口から息を吐き、おなかをへこませます。
3～4の動作をゆっくり5回繰り返します。

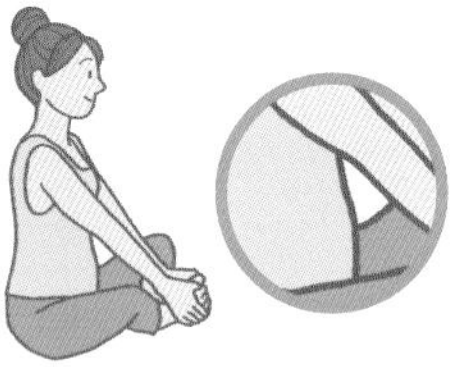

5 背筋を伸ばしたまま、上体をゆっくり前に倒します。
5秒で上体を倒して、5秒そのままキープ。
これで1セットです。

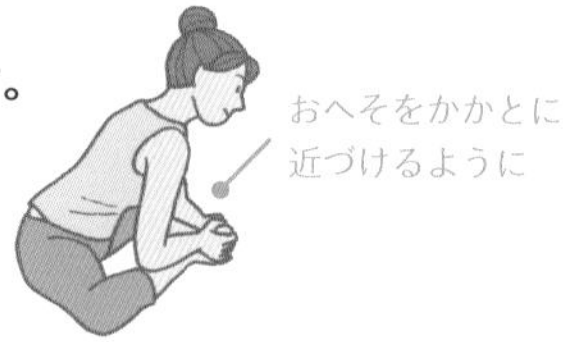
おへそをかかとに
近づけるように

NG

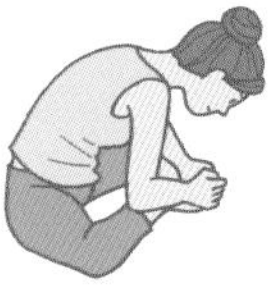

おでこを床に近づけようとして、
背中が曲がっています。前傾の角度よりも、
背骨を伸ばすことを意識しましょう。

つらい方は ▶ 足裏を合わせず、あぐらの姿勢で行ってもＯＫ。

姿勢を改善してバストアップ

背筋シャキッと壁立てふせ

効果
- 体脂肪を燃やす
- 背中、腕の引き締め
- 猫背を改善

20回×2〜3セット

部屋の角の壁二面を使った立位の腕立てふせ。肩甲骨の間にある褐色脂肪細胞を活性化し、体脂肪を燃やしてやせやすい体を作ります。

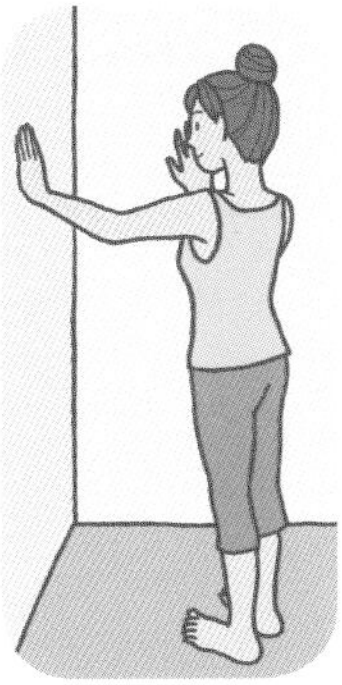

1

部屋の角の二面の壁が合わさる垂直線を正面に見て立ち、肩の高さで壁に手をつきます。手の幅は肩幅より少し広めに。

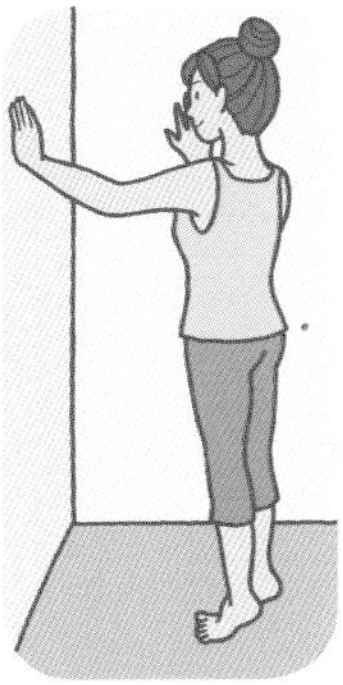

2

そのままかかとをできるだけ高く持ち上げます。

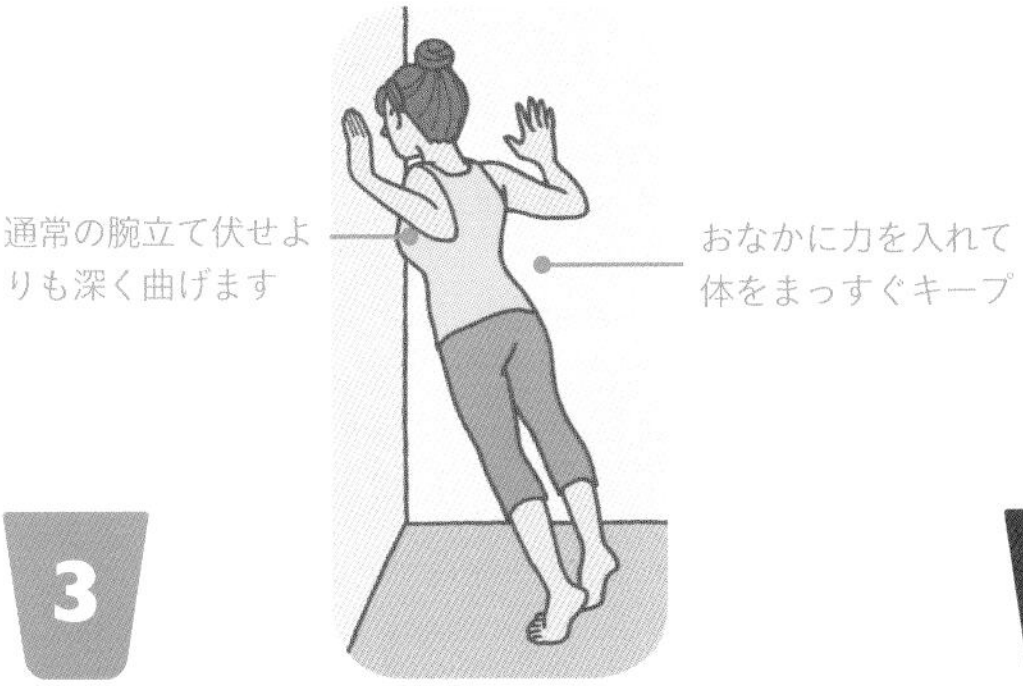
通常の腕立て伏せよりも深く曲げます
おなかに力を入れて体をまっすぐキープ

3

二面の壁の角に向かって、腕立てふせをするように、いけるところまでひじを曲げていきます。

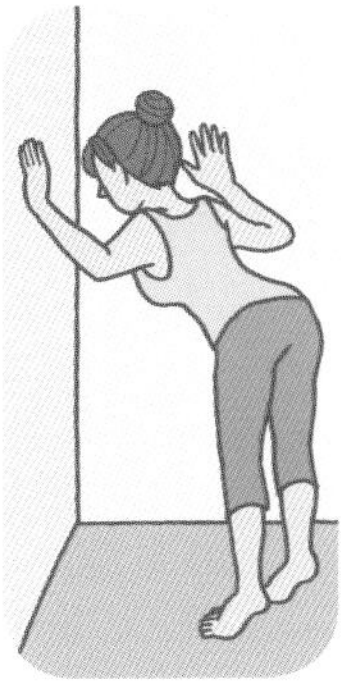

NG

お尻が出っ張ったままだと、効果がありません。おなかに力を入れて。

つらい方は ▶ かかとを上げずに1、3の動作だけでもOK。

野菜ジュースダイエットは現代人にぴったりのダイエット

「ダイエットが続かない」「リバウンドした」という悩みは管理栄養士の仕事をしていると、日常的に耳にします。

成功するダイエットには、①つらくない ②手軽 ③飽きにくい ④体をこわさない、などの条件があります。

そこで、今回の「やせる野菜ジュース」は、満腹感を得やすく、手軽で続けやすく、太りにくい健康な体を作るということに注意して考案しました。

健康のために野菜を食べることが大切だというのはみなさんご存知でしょう。

しかし、健康ブームが続く昨今でさえも、健康に必要な野菜の摂取量は、すべての年代で厚生労働省が発表した目標摂取量（１日３５０ｇ）に達していません。

近隣のアジア諸国では、１日８００ｇも野菜をとっている国がある中、日本人の平均摂取量はわずか２８１・４ｇです。特に20～30代の若い世代で野菜不足が目立っています。昭和60年と比べると、平成30年では約2割も野菜の摂取量が減っています。